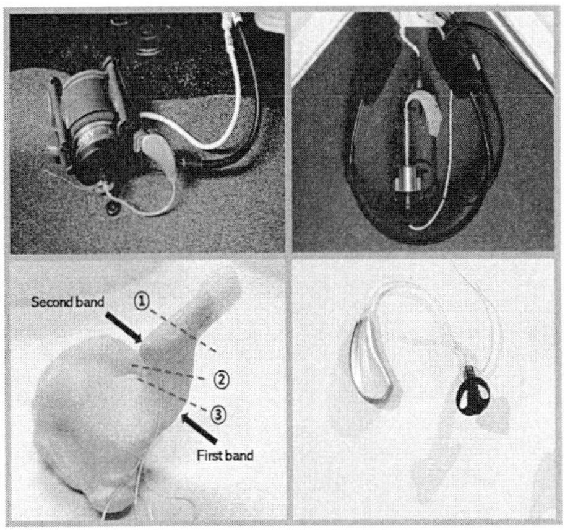

보청기 실제

진인기 · 김태화 · 송현욱 · 심상익
오홍엽 · 유제은 · 이장원 지음

Hearing Aid Practicum

KYOWOO

| 머리말 |

보청기는 청각학 학문분야에서 중요한 청각 기기로 다뤄져 왔습니다. 보청기는 난청으로 인해 청력이 저하된 대상자의 가청 능력을 회복시켜 주는 기계장치이지만 단순한 착용만으로는 높은 효과를 기대할 수 없습니다. 보청기의 착용 효과를 높이기 위해서는 주파수, 강도 및 신호음의 음향학적 특성을 포함하는 다양한 요소와 대상자의 청력, 신체구조, 소리에 대한 민감도 등 개인적인 특성의 조화를 바탕으로 적합(조절)이 순응과 함께 이루어져야 합니다.

대학의 청각학 교육과정 중 보청기 교육과정은 기본적으로 보청기 평가 및 적합에 대한 이론 교과목과 실습 교과목으로 구성하여 운영하고 있습니다. 일반적으로 이론 교과목은 주로 보청기 평가와 적합에 대한 이론적 지식의 습득을 주요한 내용으로 다루고 있으며 실습 교과목은 이론적인 지식을 바탕으로 임상적인 기술의 습득과 응용방법을 주요한 내용으로 다루고 있습니다.

보청기에 대한 이론 교과서들은 일부 출판이 되고 있지만 보청기 평가 및 적합의 실제적인 방법에 대한 실습 내용을 중심으로 다룬 교과서는 아직 국내에서 출판이 되지 않았습니다. 본 저자들은 최근 수년 동안 청각학을 전공 중인 학생들과 보청기 업계 관련 종사자들로부터 보청기를 평가하고 적합하는 실제적인 방법과 가이드라인이 포함된 교재의 필요성에 대한 수요를 인지해왔습니다. 따라서 보청기의 실제적인 평가 및 적합에 대한 절차와 방법에 초점을 둔 실습 교과서를 개발하기로 결정하였습니다.

본 교과서는 보청기 실습과정에서 요구되는 기본 지식과 절차 및 결과의 해석에 관한 가이드라인을 제공하고자 하였습니다. 총 10개의 챕터로 구성하여 보청기의 귓본 채취 방법, 보청기 성능분석기를 활용한 평가 및 적합, 그리고 보청기 적합 소프트웨어와 성능분석기를 동시에 활용하여 실시하는 적합법을 주요한 내용으로 구성하였습니다. 본 교과서를 통하여 청각학을 전공 중인 학생 및 임상에서 보청기 적합을 담당하고 있는 청능사 및 청각전문가들이 보청기 평가 및 적합에서 요구되는 절차와 방법에 대한 정보를 얻을 수 있길 기대해봅니다.

보청기는 기술의 급진적인 변화에 따라 매년 새로운 기능이 포함되어 출시되고 있으며 다양한 적합법 및 성능분석 방법이 존재하기 때문에 본 교재가 모든 보청기와 성능분석기 사용에 대한 가이드라인을 제공하는 데는 한계가 있을 수 있습니다. 이러한 한계를 최소화 하고자 특정 보청기 및 보청기 성능분석기의 특화된 기능 소개보다는 보편적으로 평가와 적합에서 고려되는 요소의 이해와 결과의 해석에 초점을 두어 집필을 진행하였습니다. 따라서 본 교과서에서 다루지 않은 보청기 및 성능분석기라 할지라도 본 교과서의 내용을 숙지하고 해당 기기의 매뉴얼을 참고한다면 어렵지 않게 응용할 수 있을 것입니다.

마지막으로 본 교재의 제작과 집필에 부단한 노력으로 참여해 준 심상익 선생님, 이장원 선생님, 김태화 선생님, 오홍엽 선생님, 유제은 선생님, 송현욱 선생님께 진심으로 감사의 인사를 전합니다.

책임 저자 **진인기** 올림

Contents

CHAPTER 1 귓본 채취

보청기(hearing aid)는 증폭 방식, 증폭의 정도 등 여러 가지 기준으로 분류할 수 있지만 보청기의 착용 위치에 따른 분류를 보편적으로 사용하고 있습니다. 예를 들어, 귀 뒤에 착용하는 형태의 보청기는 귀걸이형 보청기(Behind-The-Ear, BTE)로 분류하며, 귓속에 착용하는 형태의 보청기 중 완전히 귓속에 착용하는 형태의 보청기는 고막보청기(Completely-In-the-Canal, CIC) 등으로 분류하고 있습니다. 이러한 보청기의 외형 또는 귓속에 착용하는 몰드(mold)는 대상자의 외이도(ear canal) 크기와 모양을 맞추어 제작하면 보청기 또는 이어몰드(ear mold)가 외이도에서 쉽게 빠지지 않도록 할 수 있고 편안한 착용감을 제공함은 물론 증폭된 소리가 귀와 보청기(또는 이어몰드) 틈새로 빠져나오지 못하게 하여 효과적인 증폭을 제공할 수 있게 됩니다. 귓본 채취(ear impression)는 고막보청기의 쉘(shell) 또는 귀걸이형 보청기의 이어몰드를 제작하기 위한 절차를 의미합니다.

I 귓본 채취 목적

- 외이 및 외이도의 3차원적 형틀 확보
- 맞춤형 보청기 제작
- 귀걸이형 보청기, 개방형보청기(Reciever-In-Canal, RIC)의 이어몰드 제작
- 청력 보호구(hearing protect device), 맞춤형 이어폰, 수영용 귀마개 제작

II 언제 실시하는가?

귓본 채취 과정은 상담 후 보청기 적합 이전 단계에서 사용될 수 있는 방법입니다. 대상자에게 적합한 보청기를 선택한 후에 선택된 보청기가 귓본을 요구하는 형태의 보청기인 경우에만 필요한 절차입니다.

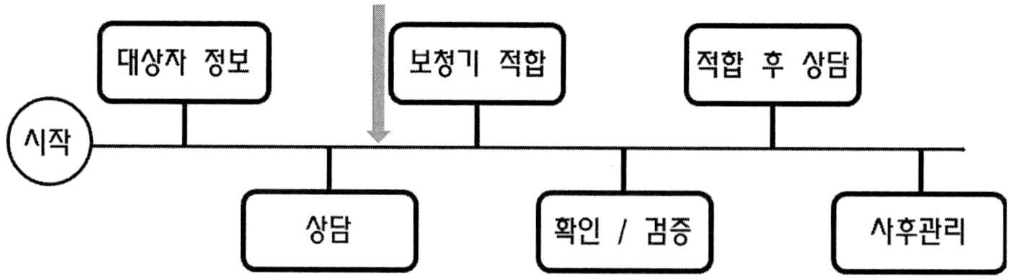

[그림 1-1] 보청기 적합 절차 내 귓본 채취 시행 단계

Ⅲ 준비물

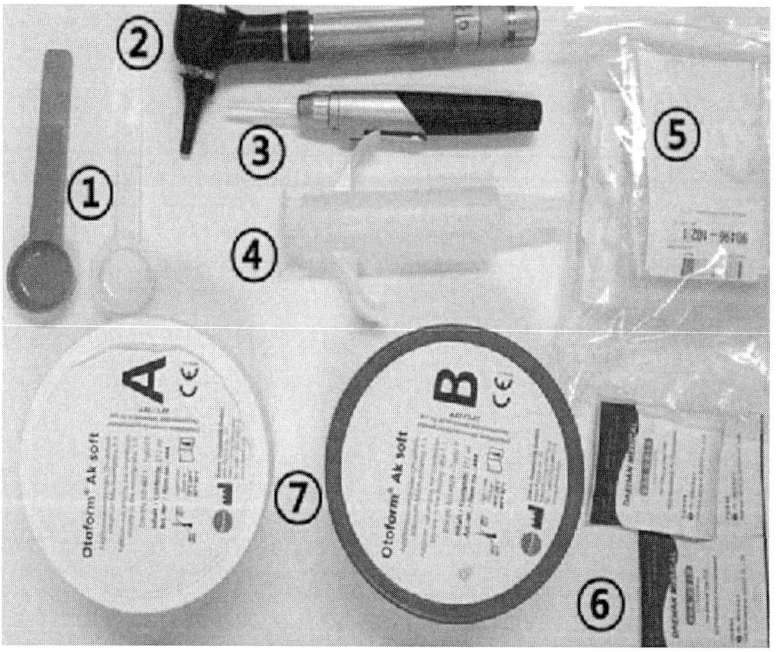

[그림 1-2] 보청기 귓본 채취 시 필요한 재료:
① 스푼, ② 이경, ③ 이어라이트, ④ 실린더, ⑤ 오토블럭(otoblock),
⑥ 알콜솜, ⑦ 오토폼(otoform, 인상제 및 경화제)

- 스푼: 오토폼의 인상제와 경화제를 뜨기 위한 도구
- 이경: 피검자의 귀 상태를 확인하는 도구
- 이어라이트: 오토블럭을 피검자의 귀에 삽입할 때 불빛을 비춰주고 오토블럭의 위치를 확보할 수 있도록 도와주는 도구
- 실린더: 오토폼 혼합제를 실린더에 넣어 귀에 주입할 수 있도록 도와주는 도구

- 오토블럭: 피검자의 고막이 다치지 않도록 고막 앞에 위치시키는 솜 형태의 재료
- 알콜솜: 도구를 소독시켜주는 재료
- 오토폼: 귓본의 재료이며 인상제와 경화제로 구성되어 있어 1:1 비율로 혼합하여 사용하는 재료

Ⅳ 실습 절차

❶ 1차적 감염 예방을 위해 손을 씻습니다.

❷ 알콜솜으로 소독한 이경으로 대상자의 외이도를 확인합니다.

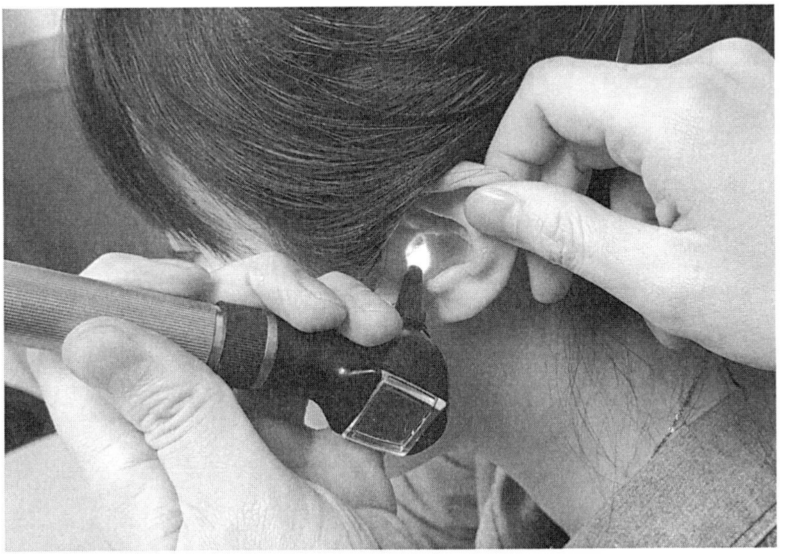

[그림 1-3] 이경을 바르게 쥐고 외이도 및 고막을 관찰하는 모습

주의할 점 이경을 사용할 때

이때 이경은 약지 손가락을 기준으로 귀 바깥쪽에 위치시켜 이경이 귓속으로 깊숙이 삽입되지 않도록 주의해야합니다.

❸ 귓본 재료로부터 고막을 보호하기 위하여 오토블럭을 삽입합니다. 오토블럭은 외이도 내부 두 번째 굴곡(2nd curve)이 있는 자리에 위치시킵니다. 이때 이어라이트로 외이도 내부를 비추면서 오토블럭이 고막을 완전히 가려 틈이 없도록 만들어 줍니다.

주의할 점 오토블럭 삽입 시 염두해야할 상황

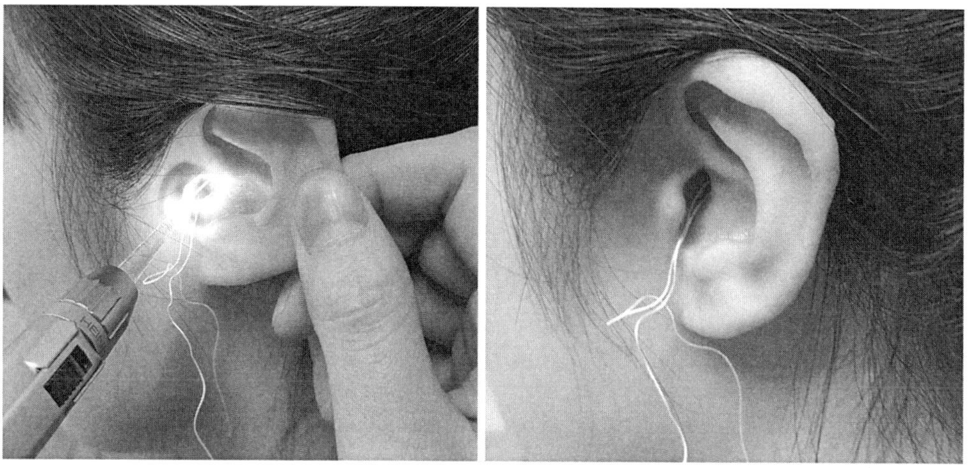

[그림 1-4] 이어라이트로 오토블럭을 삽입하는 모습

중이 질환이 있거나 수술로 인해 외이도 내 용적이 넓은 경우 몇 개의 오토블럭를 추가로 삽입해야 하며, 삼출성 농(deafness)이 있는 경우 의사의 진단이 선행 되어야 합니다.

❹ 오토폼의 경화제와 인상제는 1:1 비율로 섞어야 합니다.

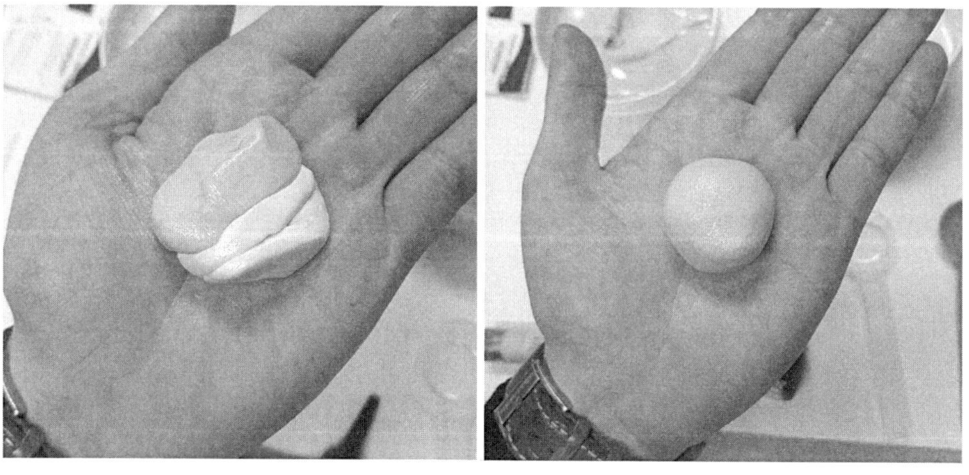

[그림 1-5] 경화제와 인상제를 1:1 비율로 섞은 모습

주의할 점 **스푼의 사용 예시**

귓본 채취 시 인상제와 경화제는 섞이면 좋지 않기 때문에 각각의 스푼을 사용하는 것이 중요합니다.

❺ 오토폼이 골고루 섞여 한 색으로 변하면 귓본을 채취할 실린더에 넣은 뒤 실린더 앞쪽 끝까지 공기가 빠지도록 압력을 가해 빈 공간을 없애줍니다.

❻ 실린더는 오토블럭이 위치한 부근까지 최대한 외이도 앞쪽에 위치시킨 후 내용물을 천천히 조심스럽게 주입합니다. 그림에 보이는 것처럼 평평하게 마무리 합니다.

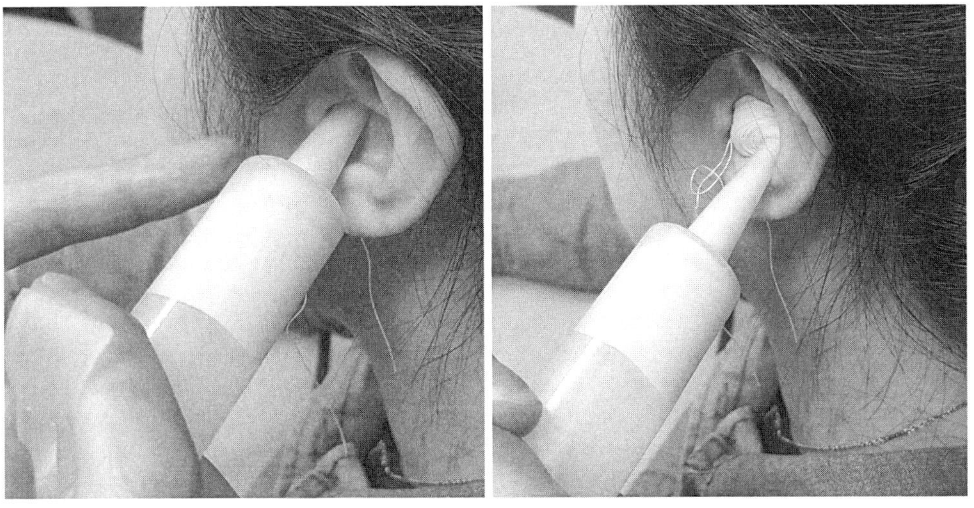

[그림 1-6] 귓속에 실린더로 오토폼을 주입하는 모습

주의할 점 **귓본 채취 시 입모양**

초소형 보청기(Invisible-In-the-Canal, IIC)나 고막보청기와 같은 삽입형 형태의 보청기 제작을 위한 목적으로 귓본을 채취할 때는 피검자의 입을 조금 개방하도록 한 뒤 채취하면 외이도 내부 깊숙한 모양을 채취하는데 도움이 됩니다.

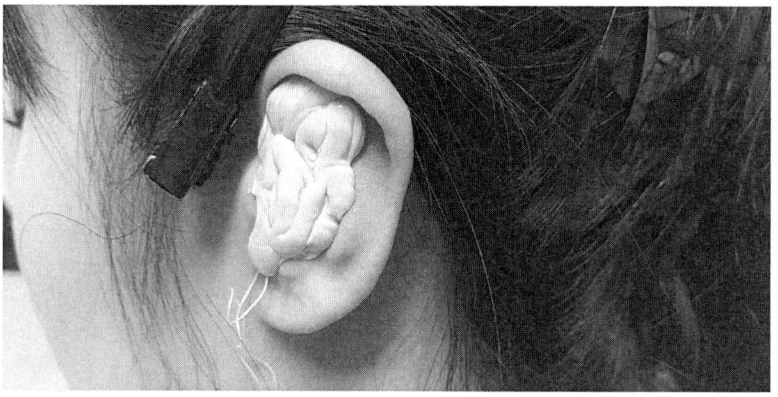

[그림 1-7] 귓속에 실린더로 오토폼이 주입된 모습

관련지식 턱의 위치에 따른 귓본의 특징(Pirzanski, 2006)

일반적으로 입을 다물면 관절구가 귀에 가깝게 위치하게 되어 연골을 압박하게 되고 이도(canal)의 지름은 줄어들게 됩니다. 반대로 입을 벌리면 연골이 앞으로 오게 되어 이도가 확장됩니다. 이도가 확장되지 않은 상태(입을 다물고 있는 상태)에서 채취한 귓본으로 만든 보청기 사용 시, 입을 벌리게 되면 이도가 확장되어 공간이 생기기 때문에 음향되울림(feedback)이 생길 수 있습니다.

❼ 오토폼이 굳으면 귓바퀴(helix) 근처와 오토블럭의 실을 쥔 채 좌우로 가볍게 흔들며 천천히 꺼냅니다.

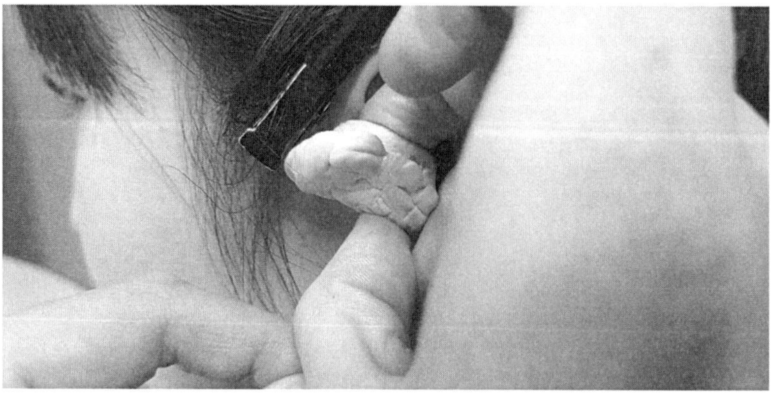

[그림 1-8] 시간이 지나 경화된 귓본을 귀에서 빼내는 모습

❽ 귓본 채취 과정에서 생긴 상처가 없는지 피검자의 외이도 내부를 확인합니다.

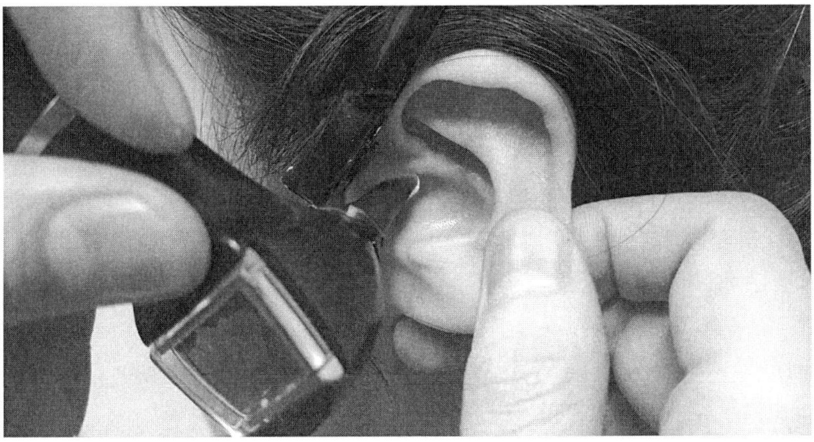

[그림 1-9] 귓본 채취 후 외이도의 상태를 확인하는 모습

❾ 채취한 귓본의 불량 부분 없는 지 확인합니다.

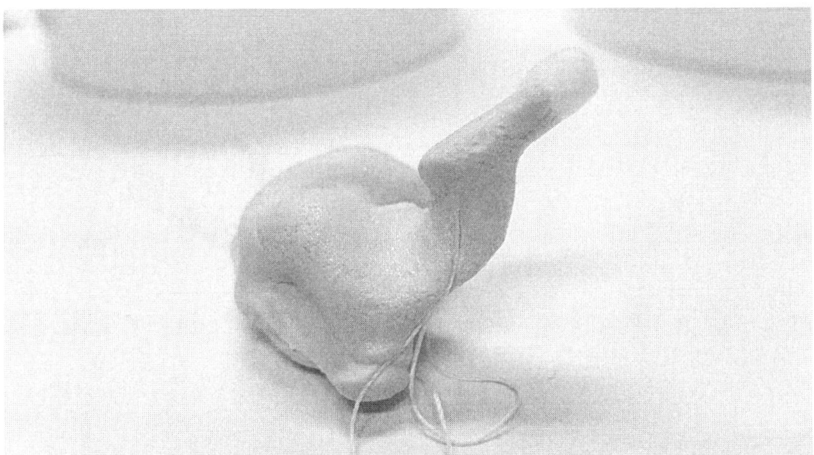

[그림 1-10] 완성된 귓본 예시

관련지식 좋은 귓본 확인 요소

- 이도 부분이 뭉개지지 않아야 합니다.
- 두 번째 곡선의 길이가 충분해야 합니다.

- 귓바퀴 부분이 뭉개지지 않아야 합니다.
- 틈(crack)이나 홈이 없어야 합니다.

주의할 점 **계절별 귓본 채취 시 주의할 점**

- 여름: 기온이 높아져 실리콘(silicone) 경화 속도가 빨라지므로 주의해야 합니다. 특히 실리콘 믹싱 시 경화되는 일이 많고 경화 시간이 매우 짧아 통증을 유발할 수 있습니다.
- 겨울: 기온이 낮아 실리콘 경화 속도가 느려지므로 주의해야 합니다. 경화시간이 지연되어 음향되울림의 원인이 될 수도 있습니다.

관련지식 **보청기 형태에 따른 적절한 귓본 길이**

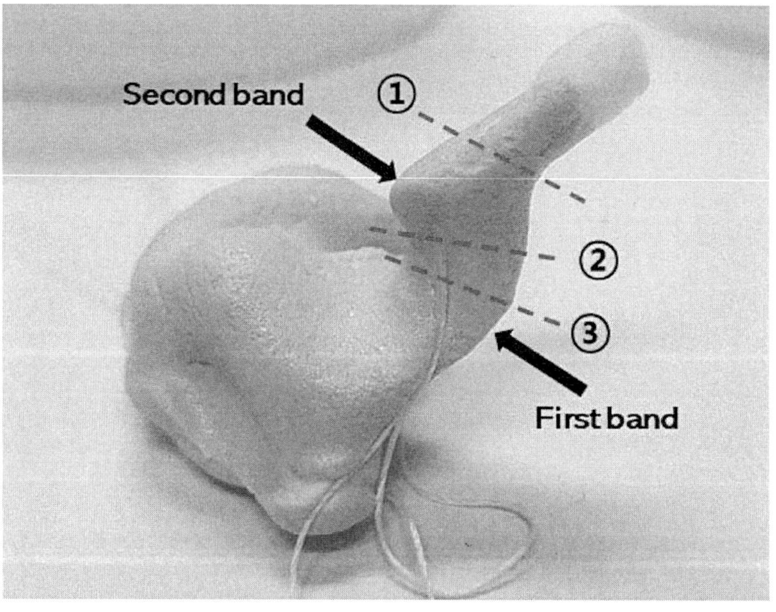

[그림 1-11] 귓본의 길이별 위치 설명: ① Long / ② Medium / ③ Short

- IIC, CIC: 그림의 ① 부분까지 사용합니다.
- 외이도보청기(In-The-Canal, ITC): 그림의 ② 부분까지 잘라 사용합니다.
- 이개보청기(In-The-Ear, ITE): 그림의 ③ 부분까지 잘라 사용합니다.

관련지식 귓본 재료의 종류

예전에는 알긴산염(alginate)과 폴리설파이드(polysulfide) 파우더 등이 귓본의 재료로 주로 사용되었으나 현재는 실리콘과 이어스캐닝(ear scanning) 방법이 보편적으로 사용되고 있습니다.

- 실리콘

  점성에 변함이 없고 보관이 쉽고 청결한 점이 장점이나 귀의 굴곡 정도를 알아야 한다는 단점이 있습니다. 최근에는 인상제와 경화제를 따로 섞을 필요 없이 주입할 때 자동으로 혼합되는 임프레션건(impression gun)이 많이 사용됩니다.

  + Shore value: 실리콘 소재의 경화 후 경도를 말합니다. 만약 낮은 shore value를 가지고 있다면 귓본 채취 후 부드러운 경도를 가지고 있음을 의미합니다.

- 3D 이어스캐닝(Zouhar et al, 2006)

  최근에는 이어스캐닝 방법을 개발하여 사용하고 있습니다. 이어스캐닝은 문자 그대로 레이저 광선을 통하여 귀의 윤곽선을 컴퓨터에 가상이미지로 만들어내는 기술입니다. 이어스캐닝 내 귀의 모델은 3만개 정도의 점으로 구성되어 있어서 귀에 이어스캐닝 기계를 넣고 작동시키면 레이저가 나와 3만개의 점이 귀를 측정하여 컴퓨터로 3D 모델을 구현합니다. 귓본을 만들기 위해 오토폼을 섞고 주입하는 시간을 절약하고 실리콘을 주입하지 않으므로 비교적 안전하다는 장점이 있습니다. 또한 컴퓨터상에 이미지가 만들어지기 때문에 이메일로 저장된 정보를 주고받을 수 있습니다.

관련지식 귓본 채취 시 발생할 수 있는 문제(Cockerill, 1987; Suzuki et al, 2015)

- 사례 1

  2001년 한 환자가 귓본 채취를 위해 실리콘을 주입하자마자 현기증을 느껴 손으로 더듬다가 귓본의 일부가 떨어져나갔습니다. 전문의가 1차적으로 실리콘을 제거하였지만 실리콘은 이미 중이로 흘러들어가 이소골(ossicle)을 감쌌습니다. 환자의 현기증은 외림프 누공(perilymph fistula)으로 인하여 생긴 증상이었습니다. 청력손실 가능성을 설명하였으나 환자는 수술을 거부하였습니다. 사후관리로 스테로이드 처방과 지속적인 청력검사를 실시하였습니다. 결과적으로 고막천공(tympanic membrane perforation)이 발생하였고 감각신경성 난청(Sensorineural Hearing Loss, SNHL)이 발생하였습니다.

- 사례 2

  어떤 환자들은 귓본을 만들 때 귓본 재료에 대한 알러지, 나쁜 위생 상태와 부주의로 인한 마찰과 감염 등으로 귓본 알러지가 생길 수 있습니다. 알러지 반응으로 나타나는 증상은 피부가 가렵다고 호소하거나, 가벼운 염증 등이 있습니다. 원인이 다양하여 증상을 호소할 때의 후처치가 중요하며 병원에 내원하도록 권고해야 합니다.

Authors' Remarks

귓본 채취는 기술적인 테크닉의 관점에서 예술(art)적 행위로 볼 수 있을까요? 아니면 의학, 청각학, 물리학 및 공학 기반에 의한 절차의 진행이라는 관점에서 과학(science)적 지식에 의한 절차로 봐야 할까요? 예술적 관점에서 보자면 귓본 채취를 시행하는 대상자는 경험과 숙련된 시행 기술에 근거하여 귓본의 크기 및 모양을 정교하게 제작해야 합니다. 하지만 과학적 관점에서 보자면 정확한 귓본 제작을 위해서는 귓본 재질의 종류 및 점성, 귓본 제작 시 턱의 움직임 및 위치, 귓본 제작 도구의 종류(주사기 타입, 총 타입, 3D스캐닝 등)에 따른 특징, 귓본 제작도구의 귀 삽입 각도 및 깊이 등이 중요한 요소일 수 있습니다. 위 내용을 종합해보자면 성공적인 귓본 채취를 위해서는 시행자는 숙련도에 기반한 예술적인 기술과 과학적 지식을 모두 갖추어야 합니다. 많은 업계 종사자들은 귓본 채취과정의 중요성과 어려움을 간과하는 경우가 종종 있습니다. 만약 여러분이 청능사 또는 청각전문가라면, 귓본 채취 시에 턱 및 입의 개방 정도는 어느 정도가 적절한지 알고 있나요? 귓본 채취 재질이 보청기 종류 및 대상자의 특징에 따라 어떻게 달라져야 하는지 알고 있나요? 귓본 채취 시에 발생할 수 있는 감염은 무엇이 있고 어떻게 대처해야 하는지 알고 있나요? 귓본 채취 시행자는 반드시 본인이 정확한 과학적 지식을 갖추고 있는지, 충분한 수련을 통하여 능숙한 귓본 채취 기술을 갖추고 있는지 인지하고 필요하다면 부족한 부분을 학습하고 익히는 과정을 거쳐야 합니다.

References

Cockerill, D. (1987). Allergies to ear moulds: A study of reactions encountered by hearing aid users to some ear mould materials. *British journal of audiology, 21(2)*, 143-145.

Pirzanski, C. (2006). Earmolds and hearing aid shells: A tutorial Part 2: Impression taking techniques that result in fewer remakes. *Hearing Review, 13(5),* 39.

Suzuki, N., Okamura, K., Yano, T., Moteki, H., Kitoh, R., Takumi, Y., et al. (2015). Silicone impression material foreign body in the middle ear: two case reports and literature review. *Auris Nasus Larynx, 42(5)*, 419-423.

Zouhar, A., Fang, T., Unal, G., Slabaugh, G., Xie, H., & McBagonluri, F. (2006). *Anatomically-aware, automatic, and fast registration of 3D ear impression models.* In *Third International Symposium on 3D Data Processing, Visualization, and Transmission:* North carolina, Chapel Hill: University of North Carolina.

청각학 전공생을 위한 실습 연습

주 제	조 & 조장이름	이 름
Ear impression		

**수업목표: Ear impression의 과정과 주의할 점

1. Perfect Ear Impression
   : Ear impression은 보청기의 적합에서 가장 중요한 단계일 수 있다. 올바른 Ear impression은 사용자로 하여금 편안하게 보청기를 착용하도록 도와주며, 정확한 적합을 가능하게 도움을 준다.

2. Ear impression이 필요한 보청기의 Type은?
   :

3. Impression procedure
   A. 준비물 준비
      -

   B. 외이 및 외이도 확인
      -

   C. Oto-block 고정
      -

   D. 실리콘 혼합 & 주사기 장비
      -

   E. 외이도에 실리콘 채우기
      -

   F. 외이도에서 실리콘 제거
      -

   G. 외이도 재확인
      -

   F. Impression 확인

CHAPTER 2

보청기 성능분석기(hearing aid analyzer) 이해하기

보청기의 성능을 평가하는 여러 가지 방법 중 전기음향학적 평가를 위한 가장 일반적인 방법은 보청기 성능분석기를 활용하여 평가하는 것입니다. 이러한 성능분석을 시행하는 과정을 통하여 보청기 제조사가 제시한 사양과 일치하는지 확인할 수 있으며, 고장유무를 확인할 수 있습니다. 하지만, 보청기 분석이 이루어지기 전에 장비에 대한 올바른 사용 절차와 보정(calibration)과정이 이루어져야만 신뢰할 수 있는 결과를 얻을 수 있습니다. 본 Chapter에서는 보청기 성능분석기의 기본 메뉴에 대하여 알아보고 보정 절차 및 평가 전 보청기 연결법에 대하여 소개하고자 합니다.

I 보청기 성능분석기 이해하기 목적

- 보청기 성능분석기 메뉴 익히기
- 보정의 절차 및 결과 해석 방법 이해
- 보청기를 성능분석기에 연결하는 방법 이해

II 언제 실시하는가?

보청기 성능분석기 이해는 보청기 적합, 확인/검증, 적합 후 상담 및 사후관리 단계에서 기초 지식으로 활용됩니다.

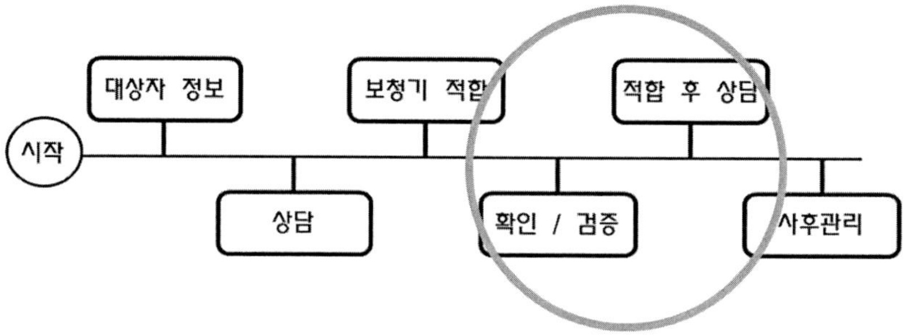

[그림 2-1] 보청기 적합 절차 내 보청기 성능분석기 이해 활용 단계

Ⅲ 준비물

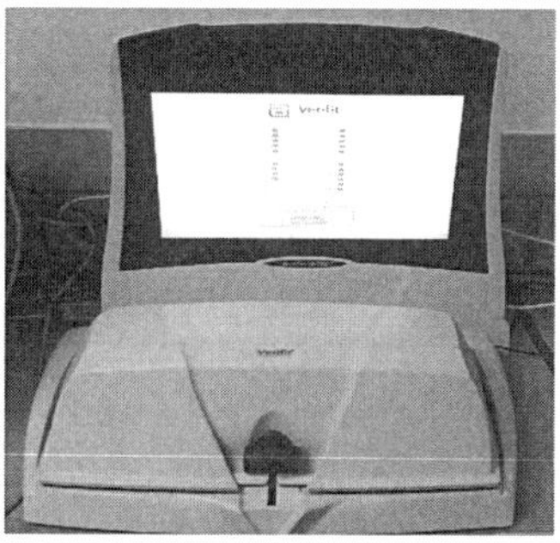	▪ 보청기 성능분석기 - 보청기를 전기음향적으로 평가할 수 있습니다.
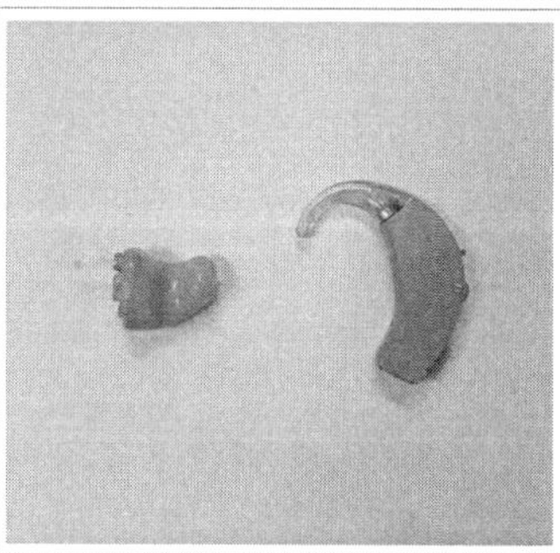	▪ 보청기 - 난청인에게 소리를 증폭시켜주어 의사소통이 원활할 수 있도록 도와주는 청각보조기기입니다.
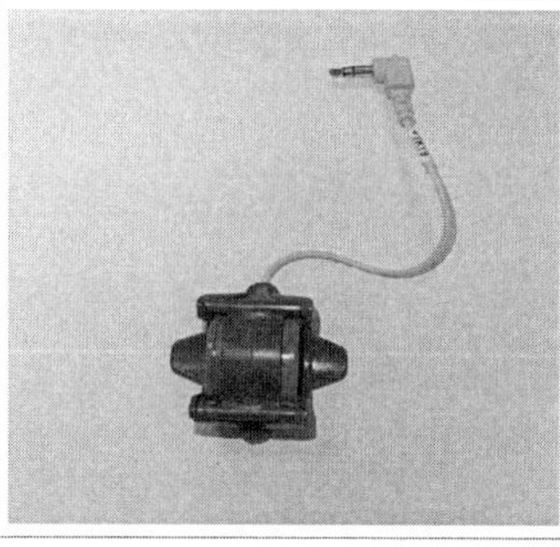	▪ 양이 커플러 송화기(binaural coupler microphone) - Audioscan 사의 Veirifit에서만 사용되는 용어이며, 일반적으로는 측정용 송화기(measuring microphone)라고 합니다. 표준 커플러(Standard coupler)에서 생성된 음량 수준(sound level)을 측정할 수 있습니다.

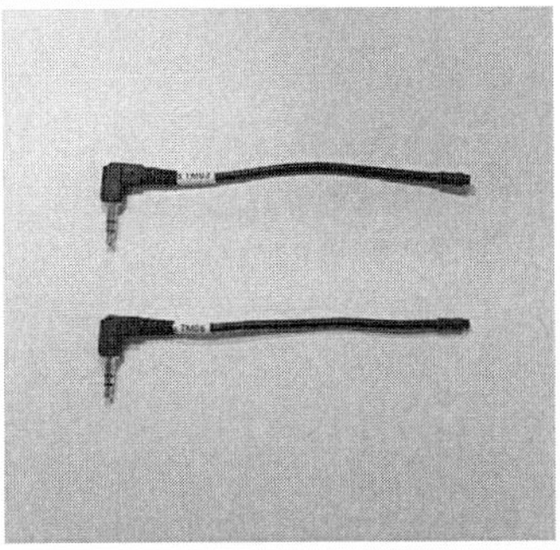

- 기준 송화기(reference microphone)
  - 스피커(loudspeaker)에서 나온 신호를 조절합니다.

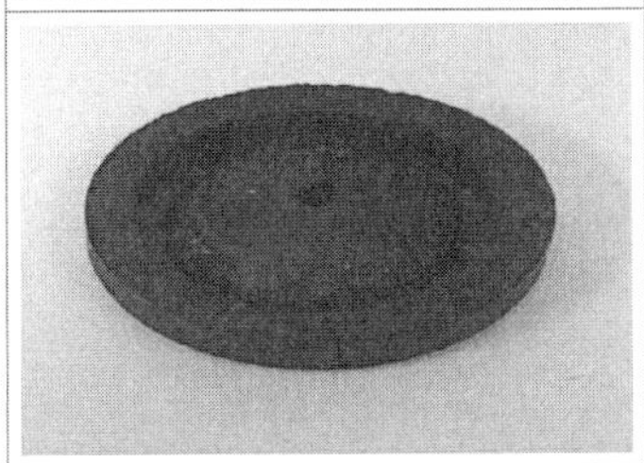

- TRIC(Thin-tube, Receiver In Canal) adapters
  - Audioscan 사의 Veirifit에서만 사용되는 adapter로 0.4cc couplers 또는 HA-1 2cc couplers와 결합을 위해 사용되며, 개방형보청기(Receiver-In-the Canal, RIC)의 수화기(receiver) 부분이 연결됩니다.

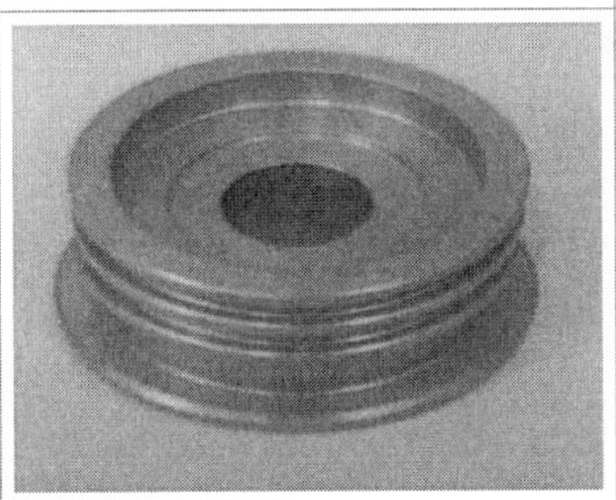

- 0.4cc couplers
  - 모든 광대역(wideband) 평가와 양이(binaural) 평가 시 사용됩니다. [예: Test box mode의 Speechmap, Directional, WRECD (Wideband Real-Ear-to-Coupler Difference)]

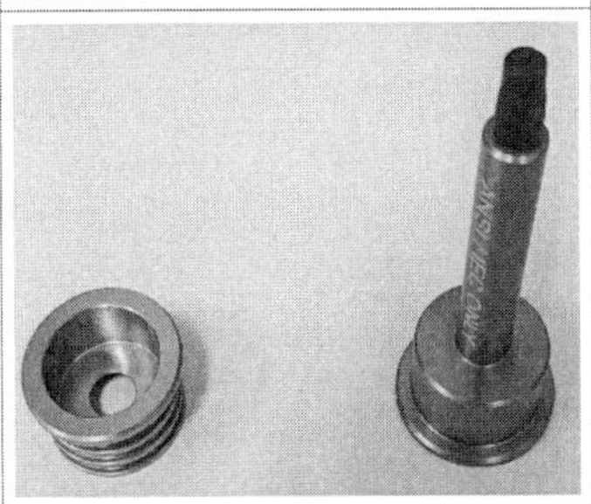

- HA-1 & HA-2 couplers
  - 보청기 성능분석기의 양이 커플러 송화기와 보청기의 수화기부분을 연결해줍니다. HA-1 Coupler(사진에서 좌측)는 맞춤형 보청기(custom hearing aid), 개방형보청기의 연결을 위해 사용되며, HA-2 Coupler(사진에서 우측)는 귀걸이형 보청기(Behind-The-Ear, BTE)의 연결을 위해 사용됩니다.

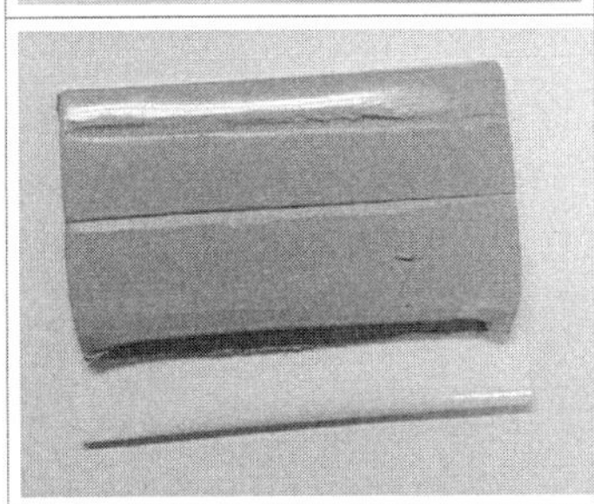

- Putty
  - 0.4cc, HA-1 2cc coupler와 맞춤형 보청기의 수화기 부분, 이어몰드(ear mold)를 밀봉시키는 역할을 합니다.

[그림 2-2] 성능분석 시 사용되는 구성품

Ⅳ 보청기 성능분석기 메뉴 구성

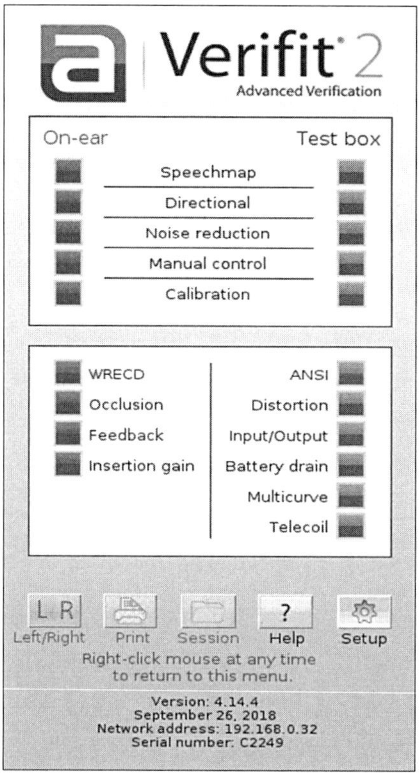

[그림 2-3] 보청기 성능분석기 메인 메뉴

❶ 메뉴 구분

- On-ear(real ear): 실제 귀에서의 보청기 착용 효과를 알아볼 수 있습니다.
- Test box: 실제 귀가 아닌 커플러와 측정용 송화기를 사용하여 보청기 상태를 점검할 수 있습니다.

❷ 세부 메뉴 설명

- Speechmap: 어음을 제시하여 청력역치에서 요구되는 주파수별 증폭의 정도를 결정하고 세부적인 적합(fitting)을 진행합니다.
- Directional: 방향성송화기를 갖춘 보청기의 잡음패턴을 측정하는 방법으로 신호와 소음의 방향에 따른 이득을 측정합니다.

- Noise reduction: 보청기의 소음감소기능이 소음을 정상적으로 감소시키는지 확인하기 위한 측정을 진행합니다. 다양한 소음의 종류 및 크기를 조절하면서 기능을 측정할 수 있습니다.
- Manual control: 강도, 주파수를 조정하여 왜곡(distortion), 프로브 송화기(probe microphone), 기준 송화기, 이득에 대해 보정을 진행할 수 있습니다.
- Calibration: 표준화된 수치를 기준으로 강도 및 주파수가 올바르게 산출되는 지 수치의 변화가 없는지 점검합니다. 즉, 보청기 성능분석기의 상태를 점검합니다.
- WRECD: 실이측정 값과 커플러(2cc)의 값을 비교하는 기능으로 각 주파수마다 차이를 확인할 수 있습니다.
- Occlusion: 보청기 착용 후 막힘 또는 본인의 소리가 울리는 현상 즉 폐쇄효과로 인한 문제점을 확인할 수 있습니다.
- Feedback: 보청기 착용 후 음향되울림 또는 하울링이라고 불리는 음향되울림에 대한 문제점을 확인할 수 있습니다.
- Insertion gain: 실이공명반응(Real-Ear Unaided Response, REUR)과 실이증폭반응(Real-Ear Aided Response, REAR) 두 가지 차이를 전 주파수에서 연속적으로 기록하여 실이삽입반응(Real-Ear Insertion Response, REIR)을 확인할 수 있습니다.
- ANSI/IEC: 보청기 출고 시의 기준성능표(specification sheets)와 성능을 비교할 수 있습니다.
- Distortion: 주파수별로 왜곡률을 백분율(%)로 확인할 수 있습니다.
- Input/Output: 입력증가분에 대한 출력증가분을 확인하는 그래프입니다. 그래프를 통하여 압축시작점과 압축비율 등을 확인할 수 있습니다.
- Battery drain: 배터리 소비전류를 알아보는 검사로 보청기 사용자의 하루 보청기 사용시간을 통해 배터리 사용 시간을 예측할 수 있습니다.
- Multicurve: 다양한 소음환경(Soft, Moderate, Loud, MPO)을 조정하여 주파수 반응을 확인할 수 있습니다.
- Telecoil: 보청기 텔레코일이 정상적인 기능을 하는지 확인할 수 있습니다.

❸ 기본 메뉴 익히기

• Multicurve

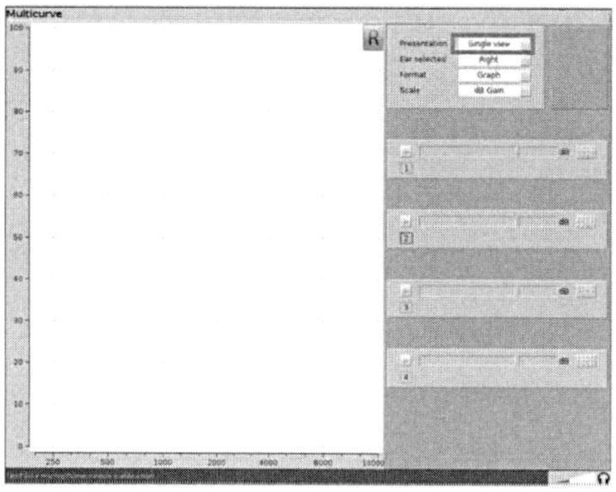

Step 1. Multi curve에서 그래프는 「Single view」, 「Dual view」로 확인할 수 있습니다.

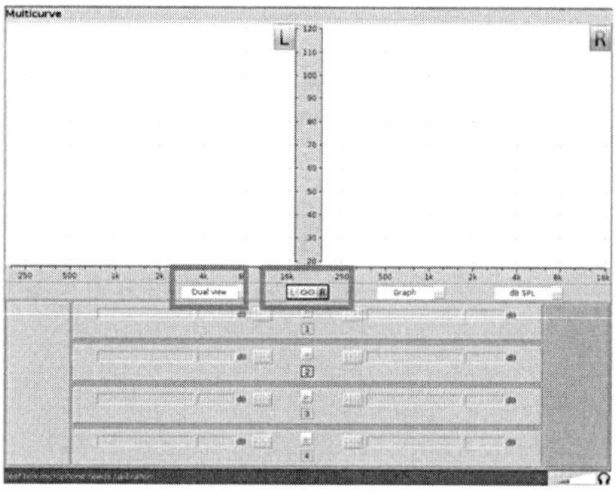

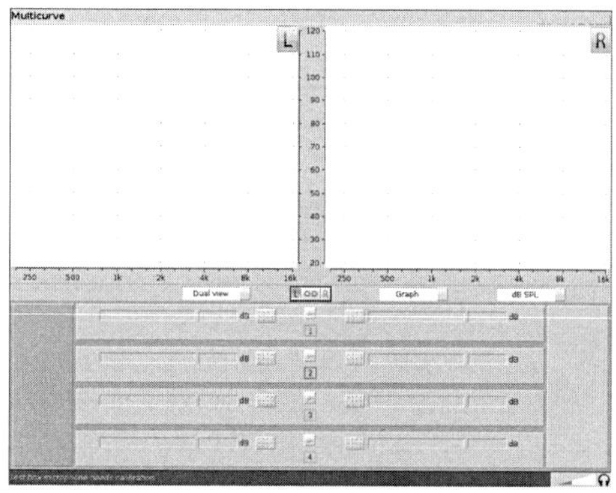

Step 2. 「Dual view」를 선택하면 오른쪽, 왼쪽 구분하여 테스트 결과를 확인할 수 있습니다. (예시: 그래프 설정)

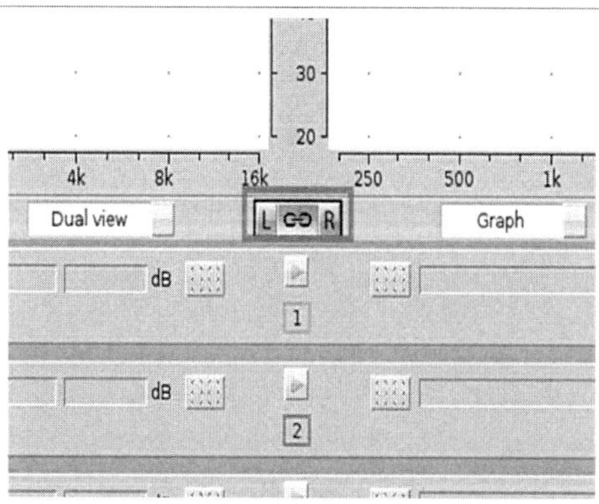

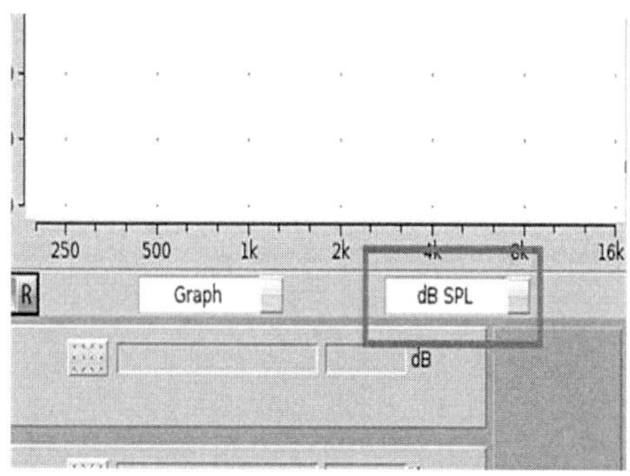

Step 3. 가운데에 있는 「」 버튼을 클릭하면 양이 상황에서의 테스트를 실행할 수 있습니다. 또한 x축을 dB SPL 또는 dB gain으로 변화시켜 결과를 확인할 수 있습니다.

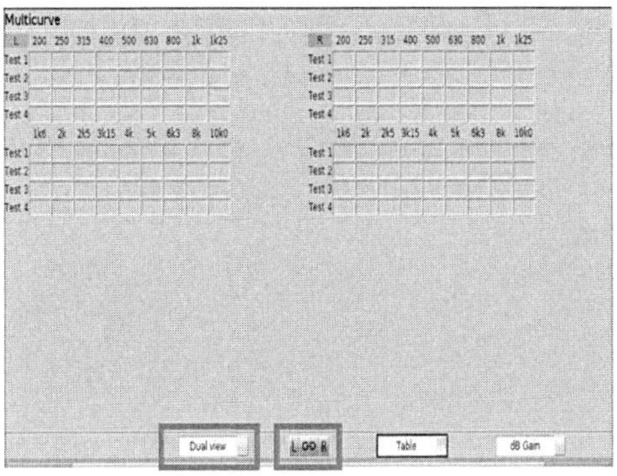

Step 4. 그래프 or 테이블로 결과를 확인할 수 있습니다. (예시: Dual view)

[그림 2-4] Multicurve 메뉴 익히기

- Speechmap

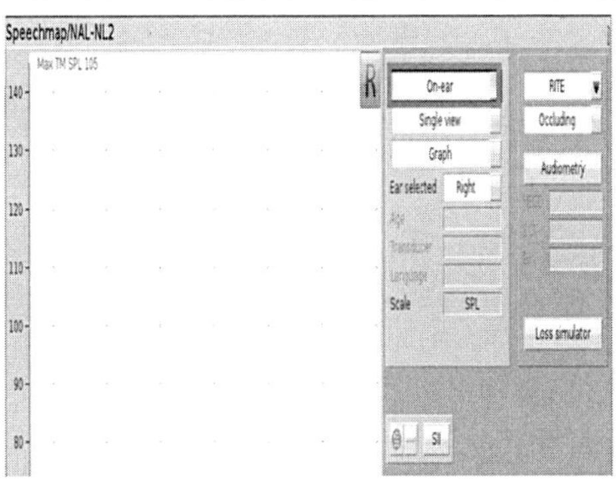

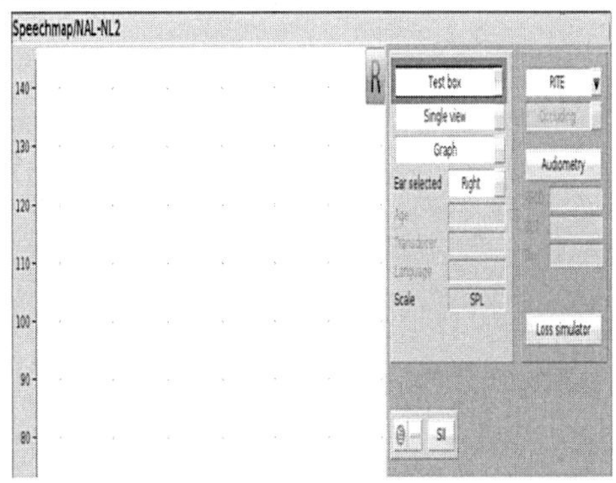

Step 1. Speechmap은 「On-ear」, 「Text box」 설정을 변경할 수 있습니다.

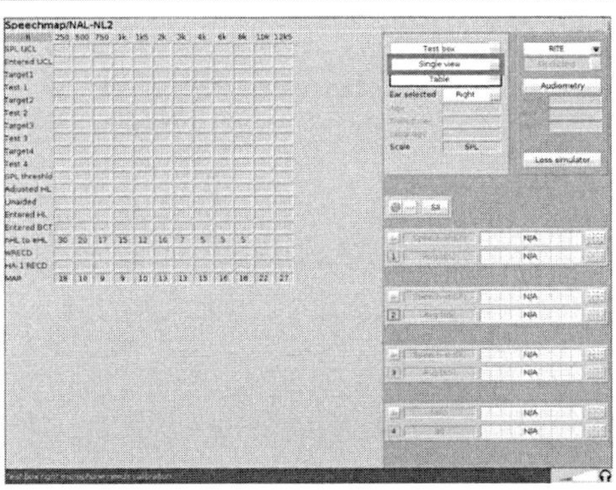

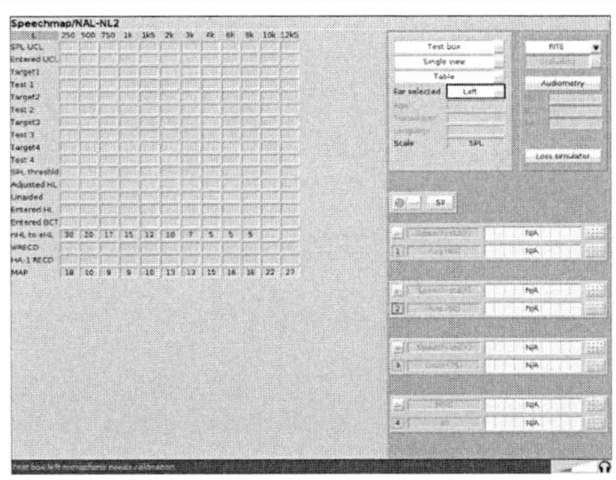

Step 2. Multicurve의 예시와 동일하게 「Single view」, 「Dual view」로 결과를 확인할 수 있습니다. (예시: 테이블 설정)

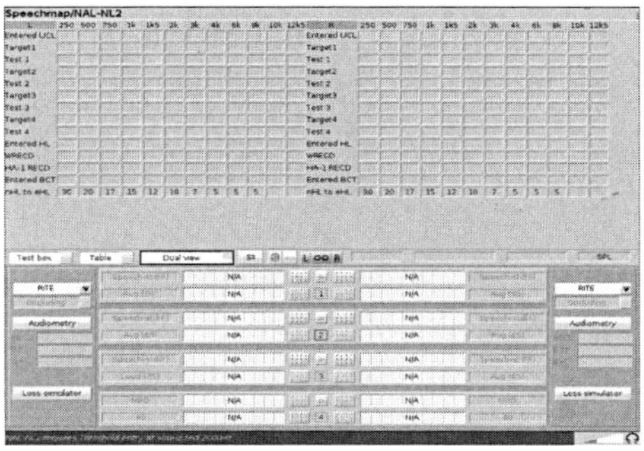

Step 3. 마찬가지로 가운데에 있는 「 」 버튼을 클릭하면 양이 상황에서의 테스트를 실행할 수 있습니다. 또한 그래프 또는 테이블로 결과를 확인할 수 있습니다. (예시: Dual view)

[그림 2-5] Speechmap 메뉴 익히기

❹ Setup 메뉴

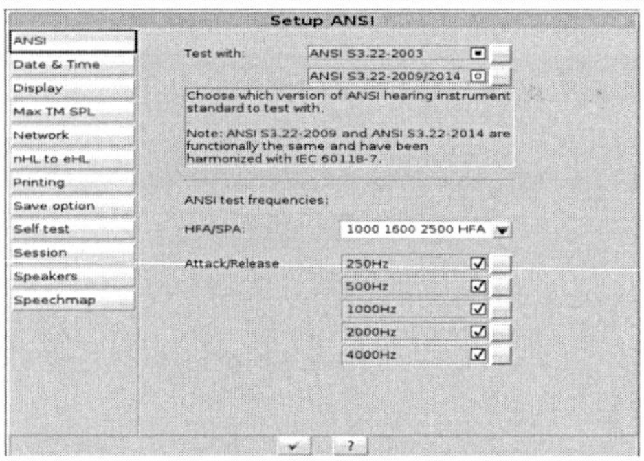

- ANSI: 미국국가표준협회(American National Standards Institute, ANSI)의 버전과 ANSI test frequencies 기준을 설정할 수 있습니다.

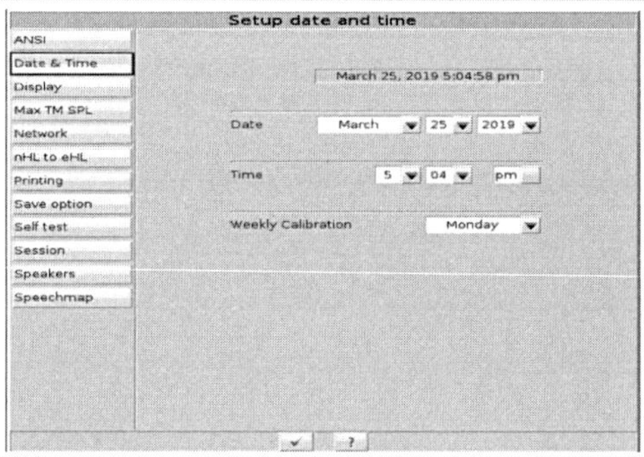

- Date & Time: 세팅을 진행한 날짜, 시간을 설정할 수 있습니다.

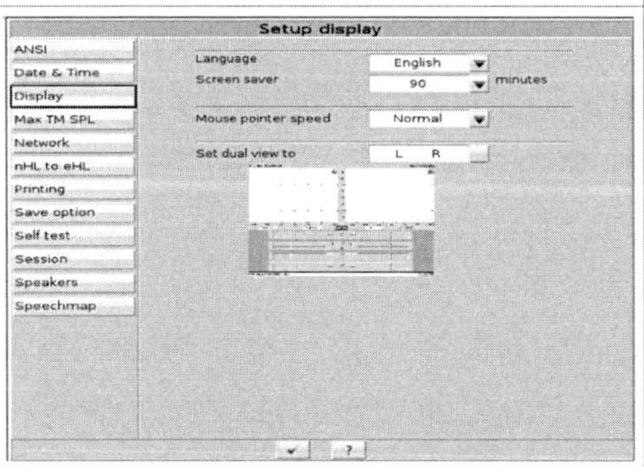

- Display: 언어 선택, 저장 시간, 마우스 감도 조절, Dual view의 방향을 설정할 수 있습니다.

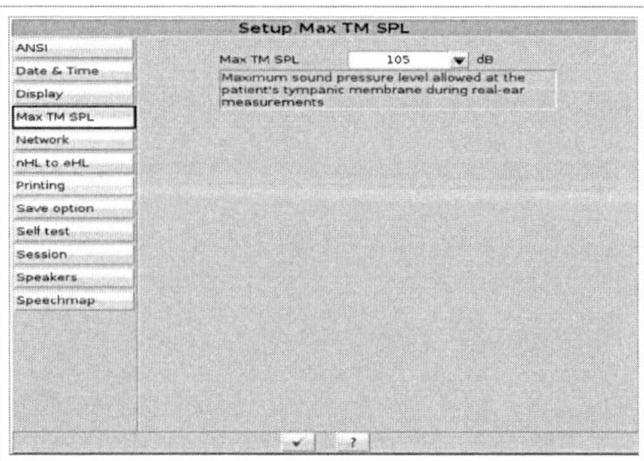

- Max TM SPL: 고막을 보호하기 위한 적절한 최대 음압 수준(maximum sound pressure level)을 설정할 수 있습니다.

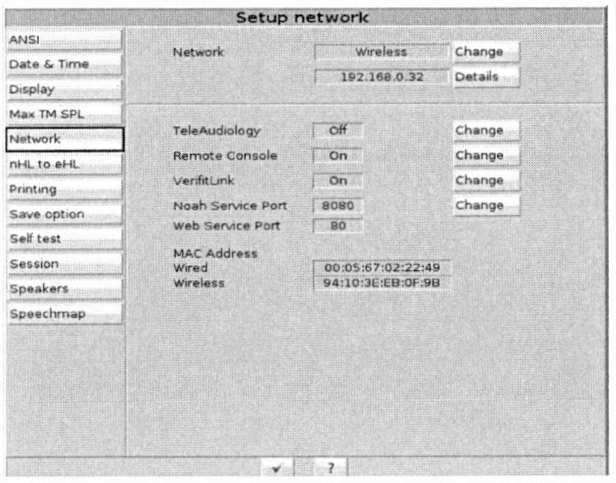

- Network: 보청기 성능분석기에서 인터넷을 연결하기 위한 설정을 진행할 수 있습니다.

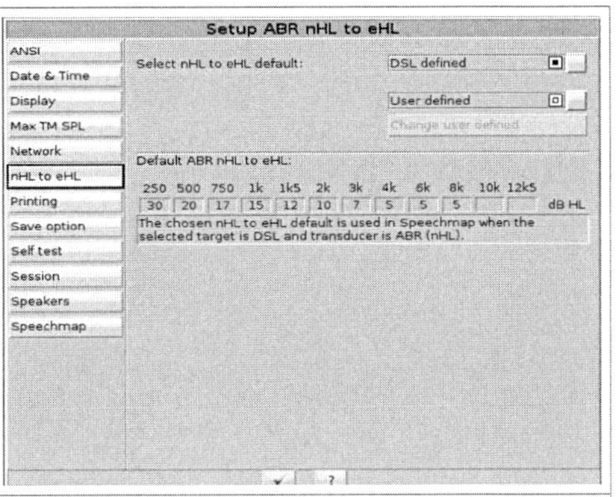

- nHL to eHL: ABR(Auditory Brainstem Response) 검사로 측정된 dB nHL 단위를 DSL(Desired Sensation Level) 적합 공식을 위한 dB eHL단위로 전환할 수 있습니다.

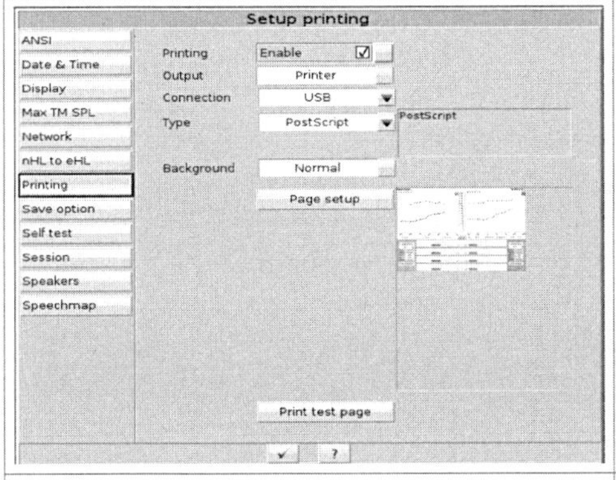

- Printing: 검사 결과를 프린트할 수 있습니다.

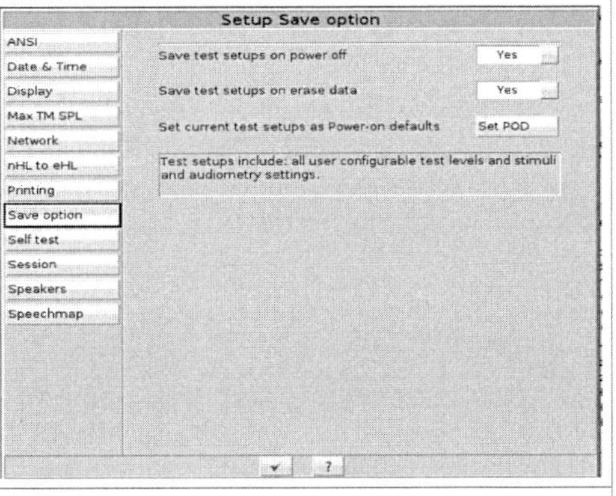

- Save option: 저장된 검사 결과를 관리할 수 있습니다.

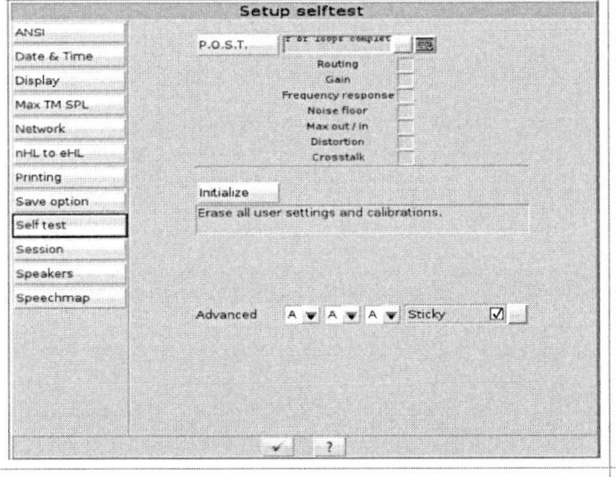

- Selftest: 보청기 성능분석기를 자가 점검할 수 있으며 설정된 세팅을 초기화시킬 수 있습니다.

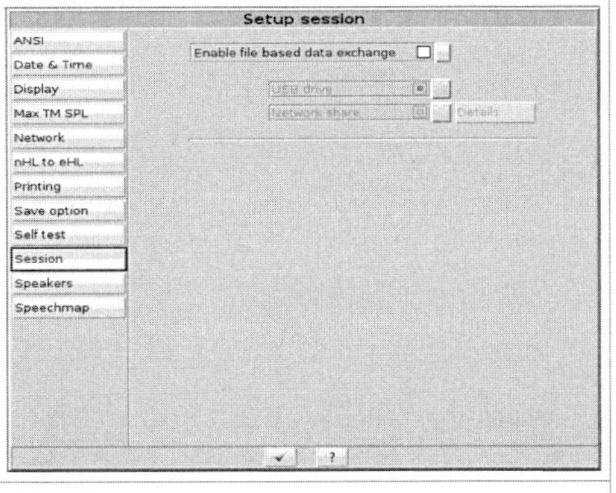

- Session: USB 또는 네트워크에 연결하여 입력된 데이터와 검사 결과를 공유하거나 저장할 수 있습니다.

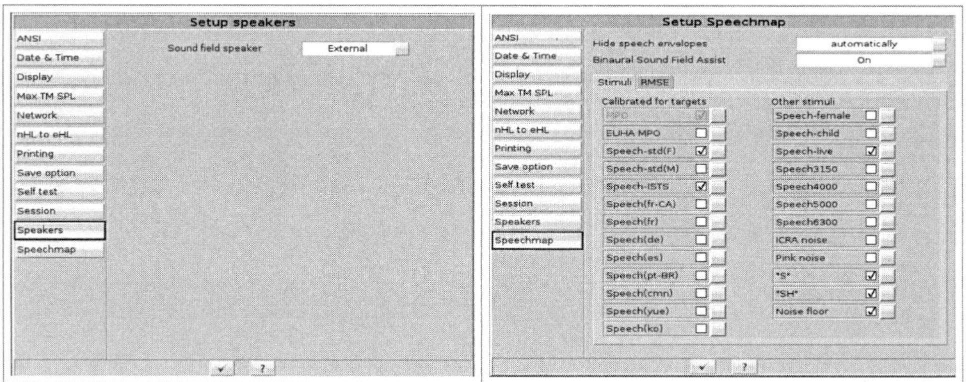

▪ Speakers: 외부 스피커를 설정할 수 있습니다.	▪ Speechmap: Speechmap을 실행하기 위한 자극을 선택할 수 있습니다. 자극들은 MPO (Maximum Power Output) (보청기의 최대 출력 레벨이 불편한 수준을 초과하지 않는지 확인하는 데 사용됨) 및 음성 자극(성별 및 언어)이 포함됩니다.

[그림 2-6] Setup 메뉴 익히기

- 미국국가표준협회(ANSI): 미국 내에서 기술표준 개발을 육성하기 위해 설립된 제1차 기관으로 국립표준협회를 말한다.
- Sound Pressure Level(SPL): 수화기를 통해 측정되는 최대 음압레벨을 뜻하며 단위는 데시벨(decible, dB)로 표기할 수 있습니다.
- Speechmap(Holube, 2010): 국제음성시험신호(International Speech Test Signal, ISTS) 어음을 사용하여 6가지 언어(영어, 중국어, 아랍어, 프랑스어, 스페인어, 독일어)로 21명의 여성 화자가 자연스럽게 발성을 하여 녹음한 말소리를 사용한 스피치맵은 Audioscan 사에서 1992년에 처음으로 도입하여 제작한 보청기 매핑 환경 시스템입니다. 말소리가 실시간으로 보정 및 조정되어 제시되며 개개인에 맞는 말소리 가청 영역(speech dynamic range)이 설정됩니다. 외이도 실이 측정 장치를 삽입하고, 보정(calibration)된 말소리를 들려주면서 증폭된 소리의 장기평균어음스펙트럼(long-term average speech spectrum)이 대상자의 청력에 따른 목표 이득 또는 말소리 가청 영역 범위에 일치하는지 확인한 후 보청기의 이득이나 다른 기능을 조절할 수 있습니다.
- 실이대커플러차: Form tip을 사용하여 Real-ear response와 Coupler response의 차이(=RECD)를 측정할 수 있습니다. 그 후 보청기 착용 후 RECD 값을 적용하

여 Speechmap을 진행할 수 있습니다. 특히, 외이도가 작을수록 똑같은 강도의 소리가 들어와도 더 크게 증폭될 수 있으니 이 점에 유의해야 합니다.

관련지식 NAL vs DSL(Cornelisse et al., 1995; Dillon, 1999; Keidser et al, 2011)

보청기 적합 공식(fitting formula)으로 가장 많이 알려진 NAL과 DSL의 차이점으로는 NAL의 경우 비선형(non-linear) 처방법으로 발전된 것이 NAL-NL1, NAL-NL2이며, 주로 성인을 대상으로 사용되고 있습니다. DSL의 경우 비선형 처방법인 DSL I/O를 예시로 들 수 있습니다. 이 처방법의 경우 영유아, 어린이를 대상으로 보청기를 적합할 때 유용하게 사용되고 있습니다.

- DSL I/O(Desired Sensation Level Input/Output)
  증폭된 말소리가 편안하고, 가능한 왜곡이 없이 들리도록 개발되었으며, 실이대커플러차(Real-Ear-to-Coupler Differences, RECD)와 송화기를 고려하여 영유아와 어린이의 귀를 대상으로 주로 연구되었습니다.

- NAL-NL1(National acoustics laboratories, non-linear, version 1)
  NAL-NL1은 모든 주파수의 증폭된 음소를 같은 크기로 들어서 상향성차폐(upward spread of masking)를 피하고, 어음 명료도를 높이고자 하는 목적이 있습니다. 이를 위해 주파수의 청력 손실이 심한 환자나 농(deafness)의 경우 다른 처방법보다 고주파수의 이득(gain)과 출력(output)을 적게 산출하는 것이 특징이며, 이는 청력 손실이 클수록 듣는 능력이 감소할 뿐만 아니라, 소리의 변별력도 떨어지기 때문에 과도한 고주파수의 증폭은 바람직하지 않다고 설명하고 있습니다. 이런 점에서 특히 DSL 처방법과는 다르게 접근하고 있습니다.

- NAL-NL2(National acoustics laboratories, non-linear, version 2)
  이 처방방식은 NAL-NL1의 후속 버전으로 성별, 연령, 언어(tonal language 등)를 고려하여 이러한 특징에 따라 이득을 달리 줄 수 있는 장점이 있으며, 어음인지 부분을 향상시키는 것이 강화된 처방법입니다. 또한 가청영역 뿐만 아니라 최대출력이 보청기 사용자에게 불편한 소리로 들리지 않도록 유지할 수 있는 이득곡선을 산출하도록 고안된 적합공식이라고 할 수 있습니다.

- Upward spread of masking
  보청기 소리 증폭 시 저주파수의 이득 출력이 높아져 고주파수 대역대인 자음(consonant) 부분을 차폐하는 현상입니다.

관련지식 **실이대커플러차를 측정해야하는 이유**(Bagatto et al, 2006)

실이대커플러차를 측정하지 않고 적합을 진행할 경우에는 보청기 착용자에게 필요한 이득보다 더 크게 증폭될 수 있습니다. 성인에 비해 유소아는 외이도가 작기 때문에 보청기 적합에 있어 실이대커플러차 측정은 매우 중요합니다.

V 보정 절차

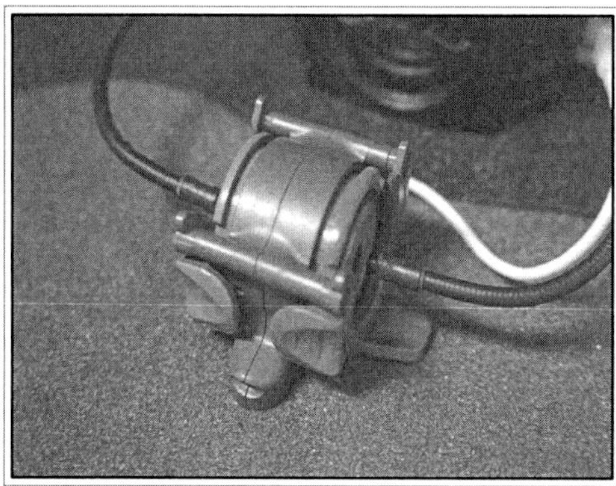	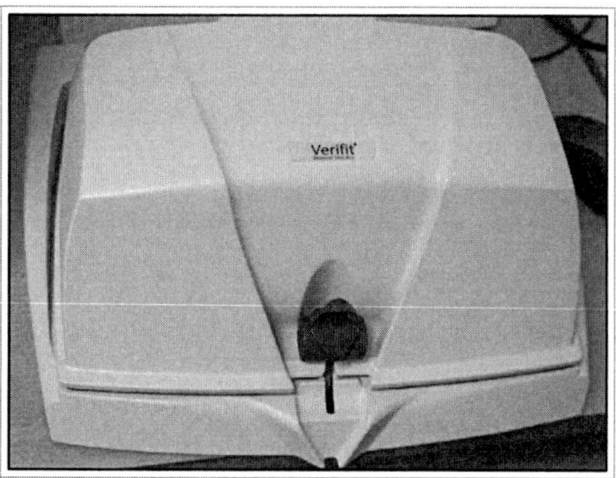
Step 1. 기준송화기와 양이 커플러 송화기를 정면으로 1-2mm정도 간격을 두고 고정시킵니다.	Step 2. Test box를 닫고 잠그도록 합니다.
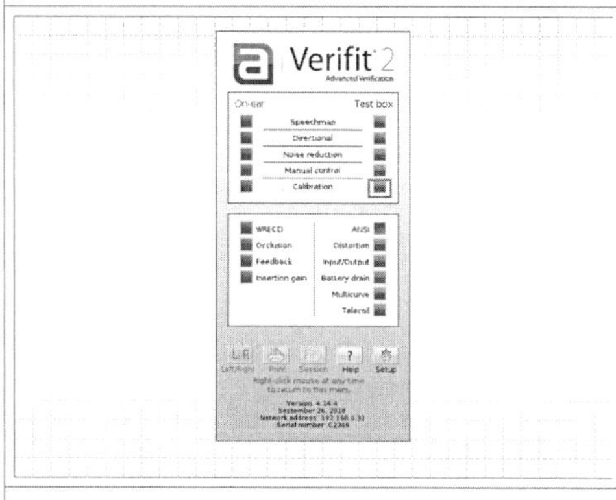	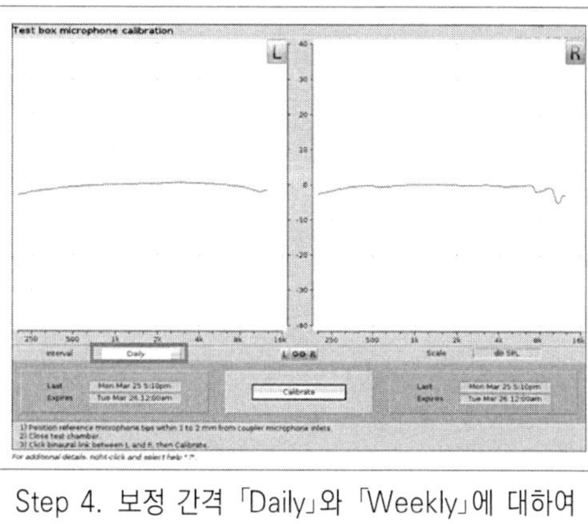
Step 3. 화면에서 Test box mode 메뉴 중 「Calibration」을 선택합니다.	Step 4. 보정 간격 「Daily」와 「Weekly」에 대하여 선택합니다.

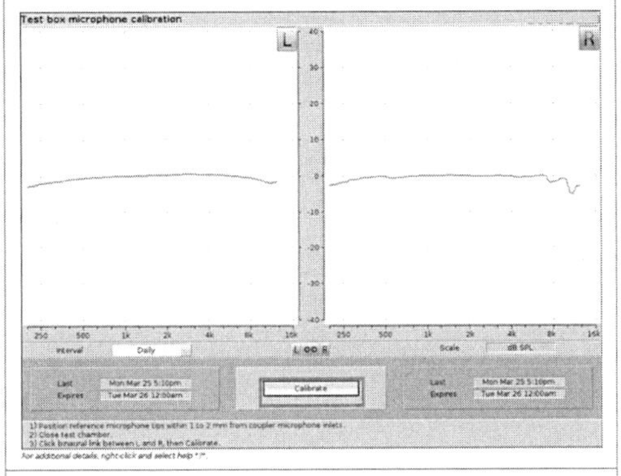

Step 5. 「Calibrate」를 선택합니다.

[그림 2-7] 보청기 성능분석기의 보정 절차

• 결과 및 해석방법

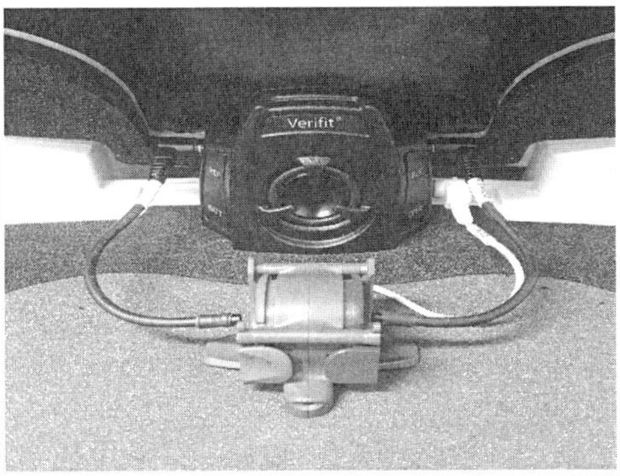

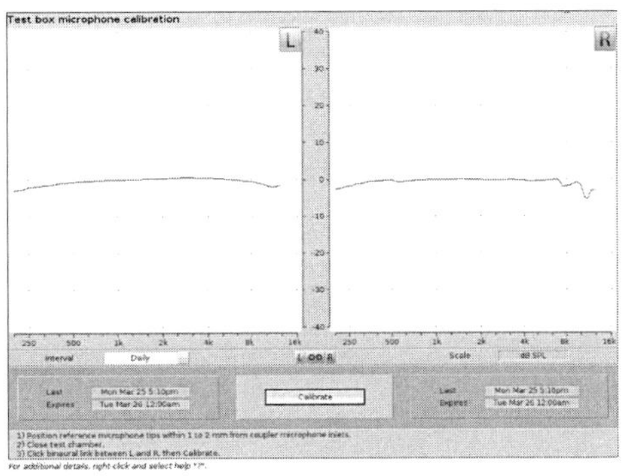

▪ 잘된 보정: 보정 곡선이 화면에 표시된 곡선과 유사하게 나타나야 합니다.

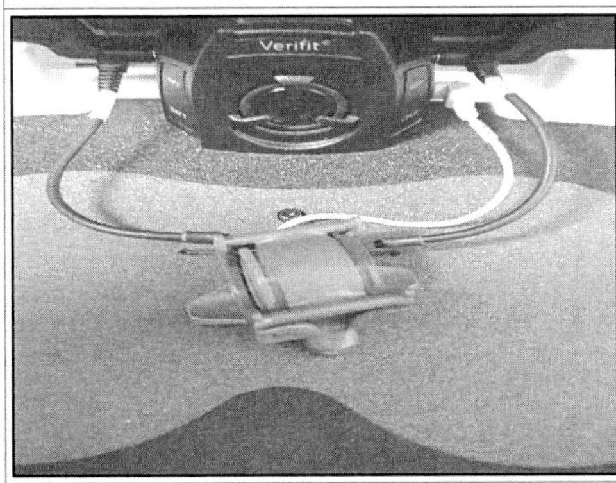

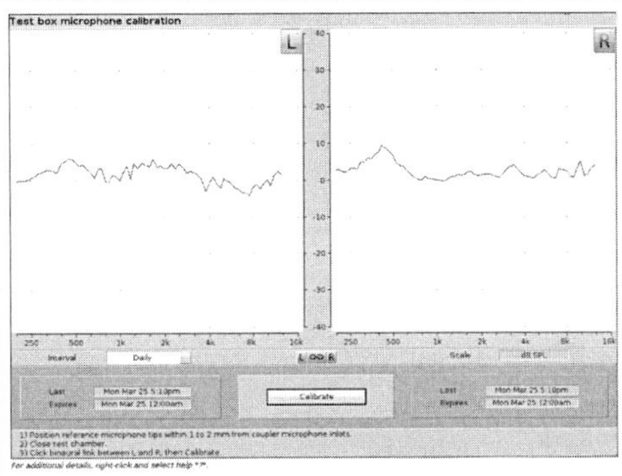

▪ 잘못된 보정: 불규칙한 보정 곡선을 보입니다. 이러한 결과는 기준 송화기와 양이 커플러 송화기를 제대로 정렬하지 않았을 때 나타납니다.

[그림 2-8] 보청기 성능분석기의 보정 결과

주의할 점 보청기 성능분석 시 주의할 점

보청기의 성능을 분석하기 전 보정 과정은 필수입니다. 스피커에서 주는 신호음이 기준 송화기에 입력되었을 때 신뢰 있는 결과를 보여주어야 함으로 이 과정은 반드시 선행되어야 합니다. 또한 Test box 내부에 어떠한 물질을 넣지 않도록 해야 하며, 되도록 주위가 시끄럽지 않도록 해야 합니다.

Ⅵ 보청기 연결 절차

❶ 개방형보청기(RIC)

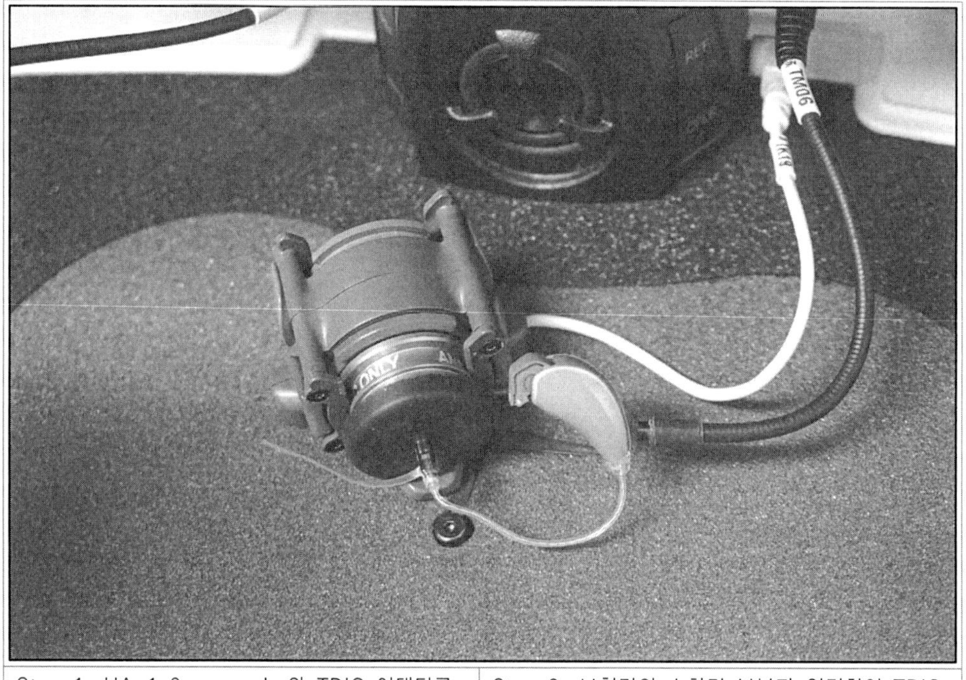

Step 1. HA-1 2cc coupler와 TRIC 어댑터를 연결합니다.	Step 2. 보청기의 수화기 부분과 연결하여 TRIC 어댑터에 끼워 넣습니다.
Step 3. HA-1 2cc coupler를 양이 커플러 송화기에 밀어 넣습니다.	Step 4. Test box 바닥의 십자 모양으로 표시된 부분에 보청기를 위치시킵니다.
Step 5. 기준 송화기를 보청기 송화기 입구에 최대한 가깝게 위치시킵니다.	Step 6. Tesx box를 닫고 잠급니다.

[그림 2-9] 성능 분석 시 개방형보청기 연결 절차

❷ 귀걸이형 보청기(BTE)

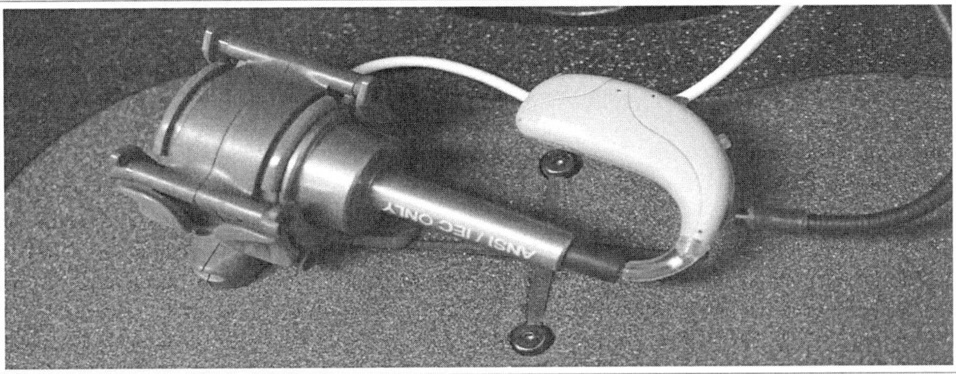

Step 1. BTE의 이어후크(ear hook) 부분과 HA-2 2cc coupler를 연결합니다.	Step 2. HA-2 2cc coupler를 양이 커플러 송화기에 밀어 넣습니다.
Step 3. Test box 바닥의 십자 모양으로 표시된 부분에 보청기를 위치시킵니다.	Step 4. 기준 송화기를 보청기 송화기 입구에 최대한 가깝게 위치시킵니다.
Step 5. Test box를 닫고 잠급니다.	

[그림 2-10] 성능 분석 시 귀걸이형 보청기 연결 절차

❸ 맞춤형 보청기

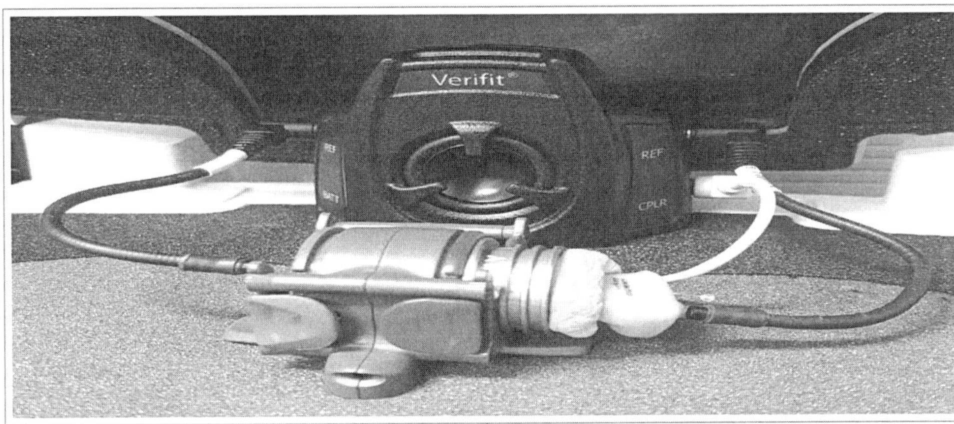

Step 1. HA-1 2cc coupler와 보청기의 수화기 부분을 putty를 사용하여 연결합니다.	Step 2. HA-1 2cc coupler를 양이 커플러 송화기에 밀어 넣습니다.
Step 3. Test box 바닥의 십자 모양으로 표시된 부분에 보청기를 위치시킵니다.	Step 4. 기준송화기를 보청기 송화기 입구에 최대한 가깝게 위치시킵니다.
Step 5. Test box를 닫고 잠급니다.	

[그림 2-11] 성능 분석 시 맞춤형 보청기 연결 절차

Authors' Remarks

보청기 성능분석기(analyzer)는 보청기의 성능 분석 및 적합 결과를 확인할 수 있는 매우 유용한 기기로 여겨지고 있습니다. 여러 가지 보청기 성능분석기(예: Affinity, Fonix, Verifit 등)가 사용되고 있는데 그 중 가장 좋은 보청기 성능분석기를 하나 고른다면 여러분은 어떤 제품을 선택하겠습니까? 가격이 가장 고가인 제품이 가장 좋은 성능분석기일까요? 아니면 가장 최근에 출시된 제품이 가장 좋은 성능분석기일까요? 이 질문은 많은 청능사(청각전문가)들이 궁금해 하는 부분 중 하나일 것입니다. 각 보청기 성능분석기는 제조사 별로 각기 다른 특징들이 반영되어 있습니다. 어떤 제품은 극좌표 기점표(polar plot)에 기반한 사운드 챔버로 제작된 제품도 있으며, 또 다른 제품은 양이 보청기의 적합 상태를 동시에 시행할 수 있는 제품도 있습니다. 청능사는 어떤 제품이 가장 좋은지를 선택하기에 앞서 어떠한 목적으로 보청기 성능분석기를 사용할지 명확히 정하는 것이 우선적으로 고려해야 할 사항이라고 제안하고 싶습니다. 해당 청능사가 보청기의 평가 및 적합 시에 중점적으로 고려하는 사항이 포함되어 있는 보청기 성능분석기를 선택하는 것이 가장 현명한 방법이 될 것이라 생각합니다. 동일한 기기 내에서도 옵션으로 선택할 수 있는 기능이 다양하니 적절한 옵션을 선택하여 가격과 기능을 고려한 선택이 이루어져야 할 것입니다. 그리고 하나의 보청기 성능분석기를 선택했다면 정확한 분석 및 결과의 해석을 위하여 해당 보청기 성능분석기의 특징(예: 기준이 되는 ISO, ANSI표준 등)을 잘 파악하는 과정에 집중해야 할 것입니다. 마지막으로 본 제언의 한 가지 전제는 정확한 보청기의 성능분석 및 적합을 위해서 보청기 성능분석기는 선택 옵션이 아니라 필수 장비라는 것입니다.

References

Bagatto, M. P., Seewald, R. C., Scollie, S. D., & Tharpe, A. M. (2006). Evaluation of a probe-tube insertion technique for measuring the real-ear-to-coupler difference (RECD) in young infants. *Journal of the American Academy of Audiology, 17(8)*, 573-581.

Cornelisse, L. E., Seewald, R. C., &Jamieson, D. G. (1995). The input/output formula: A theoretical approach to the fitting of personal amplification devices. *The Journal of the Acoustical Society of America, 97(3)*, 1854-1864.

Dillon, H. (1999). NAL-NL1: A new procedure for fitting non-linear hearing aids. *The Hear Journal, 52(4)*, 10-16.

Etymonic Design. (2016, November 29). *Audioscan Verifit® User's Guide 4.16.* Audioscan. Retrieved from https://www.audioscan.com/en/verifit2/

Holube, I., Fredelake, S., Vlaming, M., & Kollmeier, B. (2010). Development and analysis of an international speech test signal (ISTS). *International journal of audiology, 49(12)*, 891-903.

Keidser, G., Dillon, H., Flax, M., Ching, T., & Brewer, S. (2011). The NAL-NL2 prescription procedure. *Audiology research, 1(1)*.

청각학 전공생을 위한 실습 연습

주 제	조 & 조장이름	이 름
Verifit: test box measure		

**수업목표: Test box screen 메뉴 및 Calibration 절차 익히기, 보청기 성능분석 준비

1. Test box screen

- Single view & Dual view
  : 〈PICK〉

- Switch between A & B
  : 〈Left/Right〉

- Scale
  : dB HL Vs dB SPL

- Format
  : 〈PICK〉 → [Graph] or [Table]

- etc

2. Calibrating test box reference microphone
   A. Reference microphone과 Coupler microphone이 정면으로1-2mm정도 간격을 두도록 고정
   B. Chamber를 닫고 고정
   C. Press 〈Test → Test box measure → Calibration〉
   D. Set up [Daily] or [Weekly]
   E. Press [Calibrate]
      Coupler microphone Calibration결과 & Reference mic위치 사진 첨부

결과해석 (잘못된 예 설명)
:

3. Hearing aid placement
   A. RITE, open fit, Custom: HA-1 & BTE: HA-2 coupler 이용
   B. 보청기를 Coupler를 이용하여 고정하고 Cross표시에 위치
   C. Reference mic가 보청기의 마이크 입구에 최대한 가깝게 위치 하도록 고정
      위치를 고정하여 사진 첨부

   D. Chamber 닫고 잠그기

** 주의할 점 및 배운 점
:

CHAPTER 3

보청기 성능의 전기음향학적 평가

보청기 신호처리는 음향에너지의 전기적 신호처리 과정 및 재 음향화 과정을 통하여 이루어집니다. 따라서 보청기 성능은 전기음향학적인 평가를 통하여 분석할 수 있으며 보청기 성능분석기를 이용하여 평가할 수 있습니다. 이러한 측정 방법은 미국국가표준협회(American National Standards Institute, ANSI)와 국제전기표준회의(International Electrotechnical Commission publication, IEC)를 기준으로 하며, 각각의 기준에 근거한 버전별 측정 기준과 특징을 확인한 뒤 성능분석 평가를 실시해야 합니다.

I 전기음향학적 평가 목적

전기음향학적 평가 목적은 보청기의 출력, 이득, 내부소음, 왜곡률을 포함한 보청기에 전반적인 성능의 정상 유무 및 기능을 평가하는 것입니다

II 언제 실시하는가?

보청기 전기음향학적 평가는 보청기 적합, 확인/검증 및 사후 관리 단계에서 실시할 수 있습니다.

TIP 보청기 적합 프로세스 과정 별 전기음향학적 평가 방법

- 보청기 성능 검수 확인 시: 보청기 소프트웨어에서 보청기를 Test mode 또는 최대 출력 및 최대 이득으로 설정하고 부가적인 기능(예: 소음감소기, 음향되울림제거기, 방향성 송화기 등)을 비활성화(off)한 뒤 측정해 제조사에서 제공하는 기준 성능표(specification sheet)와 출력 결과를 비교합니다.

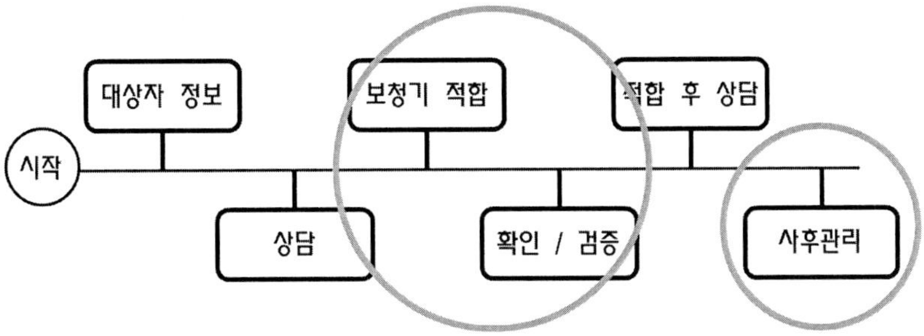

[그림 3-1] 보청기 적합 내 전기음향학적 평가 시행 단계

- 보청기 적합 시: 적합된 상태에서 측정하며 적합 소프트웨어 상의 결과와 비교합니다.
- 사후 검정 시: 적합된 상태에서 측정하며 사후 검정 결과를 다른 검사 결과 등과 비교하여 분석합니다.

Ⅲ 준비물

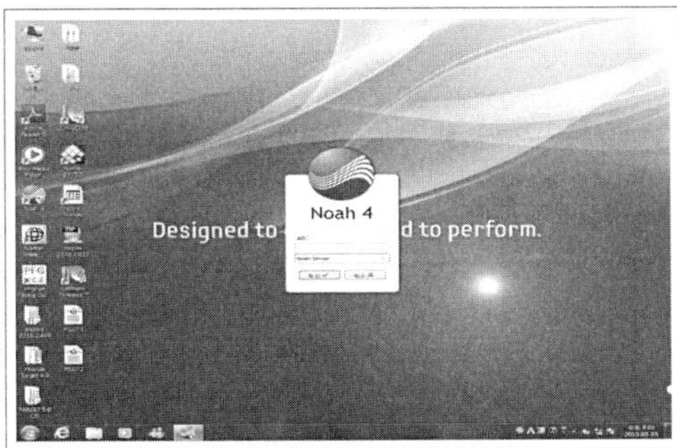	▪ 보청기 소프트웨어: 보청기 적합을 위해 사용하는 프로그램입니다.
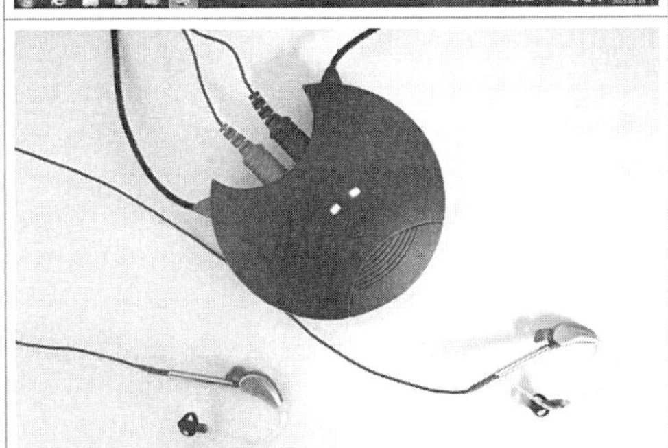	▪ 보청기 연결 장치: 보청기 조절을 위한 중계기기입니다.

[그림 3-2] 전기음향학적 평가를 위한 준비물

- 보청기
- 보청기 성능분석기
- 커플러(coupler)
- 컴퓨터

Ⅳ 전기음향학적 평가 절차

❶ 보청기를 준비합니다.

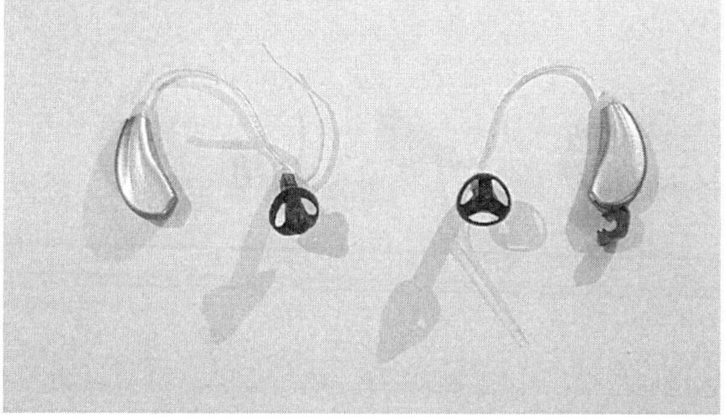

[그림 3-2] 소프트웨어 상에서 선형(linear) 및 비선형(non-linear) 설정이 가능한 보청기 사진

❷ 보청기 성능분석기의 보정을 실시합니다. 보청기 성능분석기의 보정에 대한 정보는 Chapter 2를 참고해주세요.

❸ 보정을 완료한 뒤 [그림 3-3]처럼 보청기를 연결합니다.

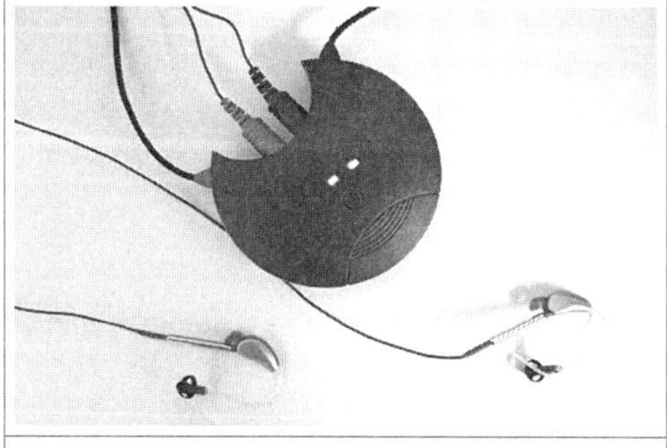	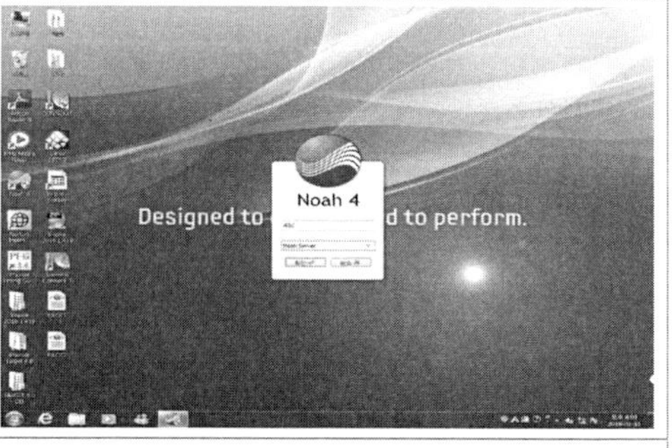
Step 1. 보청기 연결 장치의 전원을 켠 뒤 케이블과 보청기를 연결합니다.	Step 2. 보청기 연결 소프트웨어를 실행합니다.

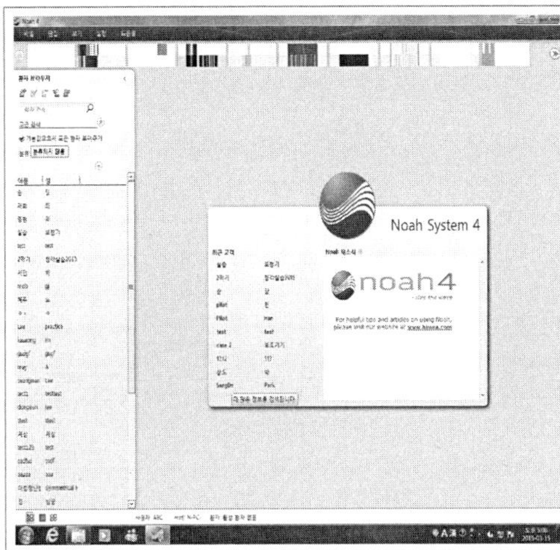

Step 3. 보청기 소프트웨어에서 해당 「보청기 제조사 프로그램」을 선택합니다.

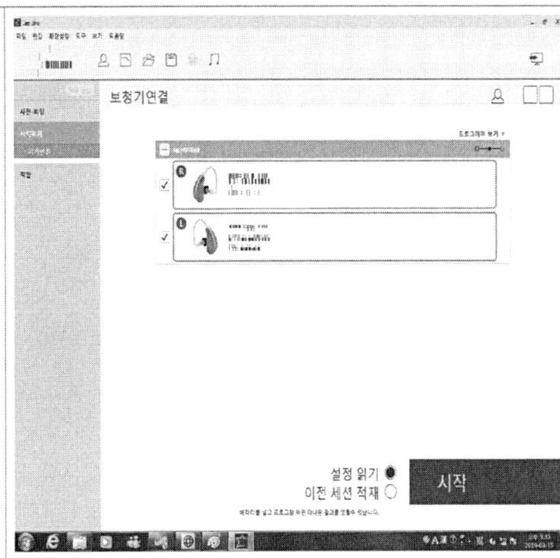

Step 4. 제조사 프로그램에서 보청기가 검색되면 「시작」을 선택합니다.

[그림 3-3] 보청기와 보청기 소프트웨어 연결 절차

주의할 점 보청기 연결이 안 될 시 아래 사항을 체크하세요.

- 보청기 연결 장치가 올바르게 작동하는지 전원 상태와 송수신 상태를 점검하세요. 정상 작동 시 전원에 불이 켜져 있고 연결을 시도하면 송수신 화면(LED 창 등)에 불이 점멸됩니다.
- 보청기 연결 케이블이 올바르게 연결되었는지 확인하세요. 만약 올바르게 연결하였는데도 연결이 되지 않는다면 새로운 케이블로 교체해 보세요. (제품에 따라 보청기 건전지를 넣고 연결해야 하는 경우도 있습니다.)
- 소프트웨어의 버전에 따라 연결 지원되는 보청기가 다를 수 있습니다. 해당 제품에 맞는 소프트웨어와 버전인지 확인하세요.
- 위 점검사항이 모두 이상이 없으나 연결이 안 된다면 보청기 제조회사에 보청기의 이상 유무를 점검 받아야 합니다.

❹ 보청기 성능분석기에서 오른쪽 마우스 클릭을 하여 「Setup」을 선택합니다. 가장 상단에 보이는 설정창인 「ANSI」에서 본인이 분석하고자 하는 테스트 기준을 선택하고 적용합니다.

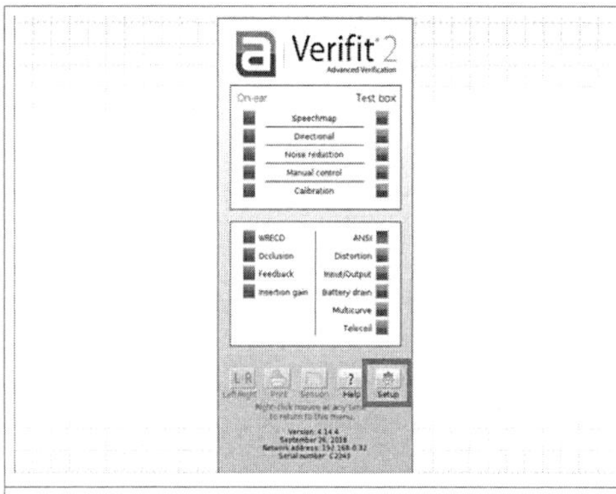

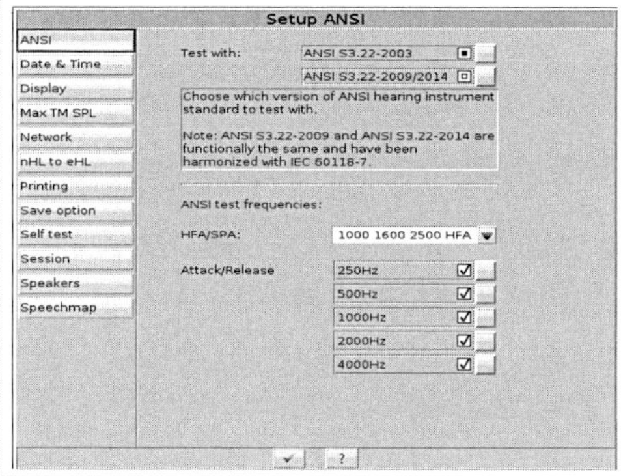

Step 1. 보청기 성능분석기 메뉴에서 「Setup」을 선택합니다.	Step 2. Test 기준 설정 「ANSI S3 22-2003」과 「ANSI S3 22-2009/2014」 둘 중 하나의 기준을 선택합니다.

[그림 3-4] ANSI S3 22-2003과 ANSI S3 22-2009/2014 설정 방법

관련지식 **ANSI S3 22-2003 & ANSI S3 22-2009/2014의 특징**

(Frye, 2005; Ravn & Preves, 2015).

최근의 보청기 성능 평가를 위한 테스트 기준으로는 ANSI S3 22-2003과 ANSI S3 22-2009/2014가 있습니다. ANSI S3 22-2009/2014의 경우 압축작동시간(attack time) 및 압축해제시간(release time)은 측정하지 않습니다.

❺ 보청기 성능분석기의 메뉴로 돌아와 Test box의 「ANSI/IEC」를 선택합니다.

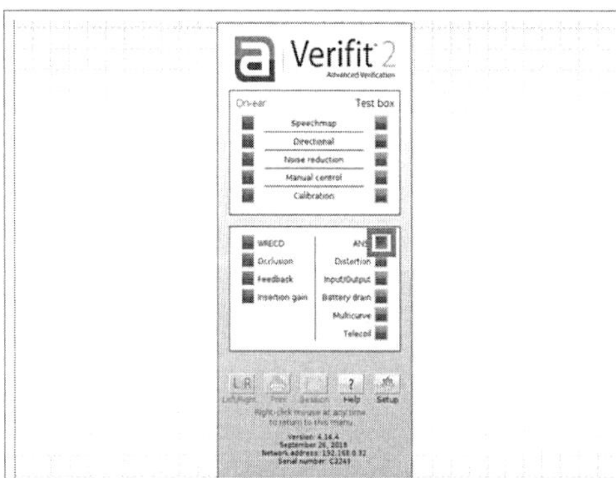

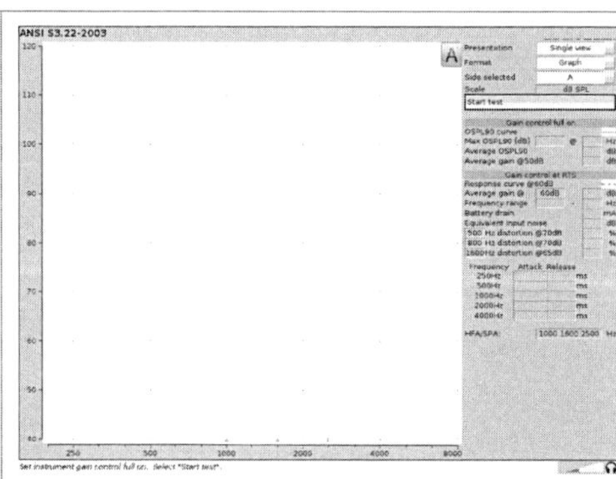

Step 1. Test box mode의 「ANSI」 또는 「ANSI/IEC」를 선택합니다.	Step 2. 「ANSI」 또는 「ANSI/IEC」을 선택하면 위와 같은 화면으로 표시됩니다.

[그림 3-5] Test Box의 「ANSI」 또는 「ANSI/IEC」 들어가는 방법

관련지식 Test box의 ANSI/IEC의 화면 구성에 대한 정보

「ANSI/IEC」를 선택하면 [그림 3-5]의 Step 2와 같은 화면이 나타납니다. 「Presentation」을 통해 「Single view」와 「Dual view」로 변경하여 볼 수 있고 Format을 통해 「Graph」와 「Table」로 데이터를 볼 수도 있고 Side selected를 통해 「A」와 「B」화면을 나누어 볼 수 있습니다. 이를 활용하여 본인이 보고자 하는 데이터 형식에 맞추어 분석할 수 있습니다.

❻ 해당 타입의 보청기에 맞는 커플러를 사용하여 [그림 3-6]과 같이 보청기를 위치합니다. 만약 검수를 위해 보청기 제조사의 스펙과 비교 하고자 한다면 [그림 3-7]과 같이 보청기를 Test mode로 설정한 후 보청기의 성능을 측정하고 보청기 적합 검증이나 사후관리 단계에서는 현재 보청기 적합 상태에서 측정을 하면 됩니다.

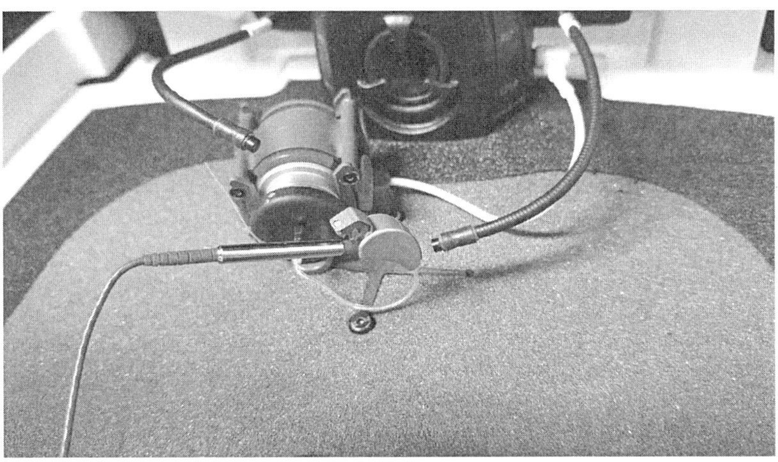

[그림 3-6] 보청기 성능분석기에 커플러를 사용하여 보청기를 위치하는 방법

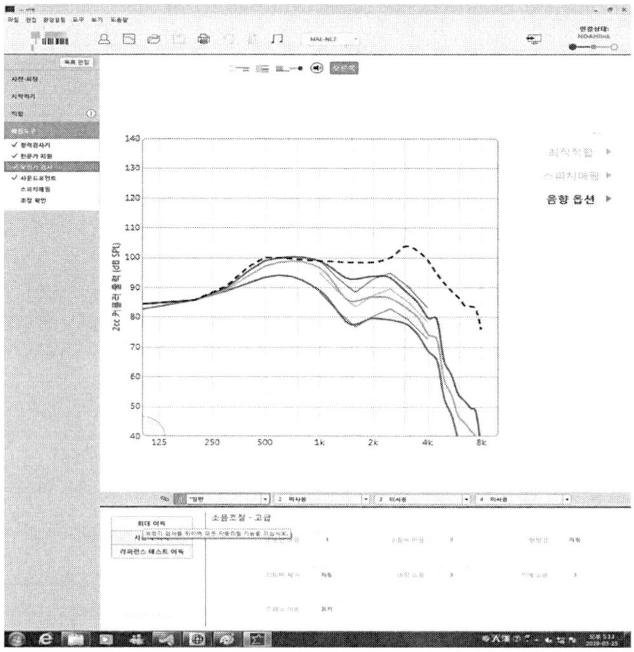

Step 1. 보청기 Test mode 설정 전

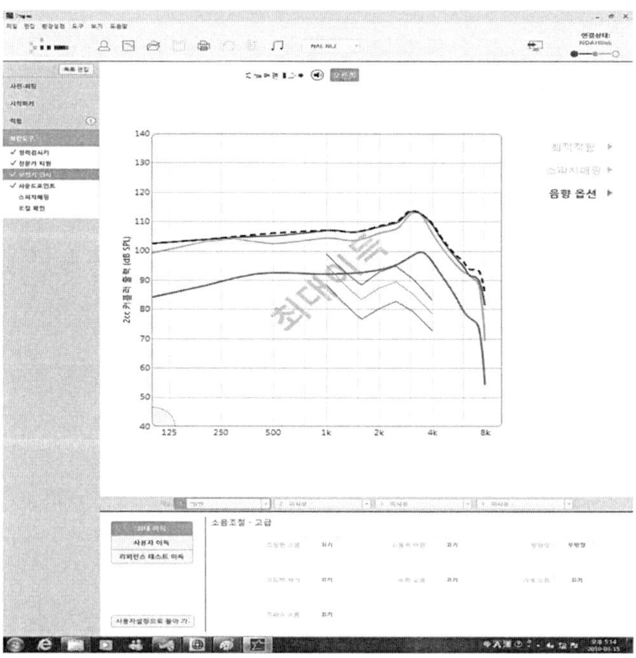

Step 2. 보청기 Test mode 설정 후

[그림 3-7] 보청기 최대이득 설정 방법

TIP 보청기 성능분석 시 보청기 송화기와 기준 송화기(reference microphone)의 간격 (Platz, 2004)

보청기 성능분석기의 경우 측정 시 보청기의 송화기와 기준송화기의 간격은 2mm 정도 거리에 위치하는 것을 권장합니다.

❼ 전기음향학적 측정은 측정하고자 하는 개별 항목만 선택할 수도 있고 전체 항목을 선택하여 측정할 수 있습니다. 전체 항목을 선택하면 [그림 3-8]과 같이 Max OSPL 90, Average gain, Frequency range, Battery drain, Total Harmonic Distortion(THD), Equivalent Input Noise(EIN), Attack & Release time과 같은 측정값을 얻을 수 있습니다. 측정된 값을 통해 보청기의 적합상태, 기능의 이상 유무 등을 파악할 수 있습니다. 예로 보청기의 최대출력과 이득의 측정결과를 통해 보청기 착용자의 난청 정도와 비교하여 증폭값의 적절성 여부를 판단할 수 있습니다. 또한 EIN나 THD항목 등을 통해 보청기에서 출력되는 소리의 내부소음 및 왜곡의 정도를 파악할 수 있습니다(Ricketts et al., 2017).

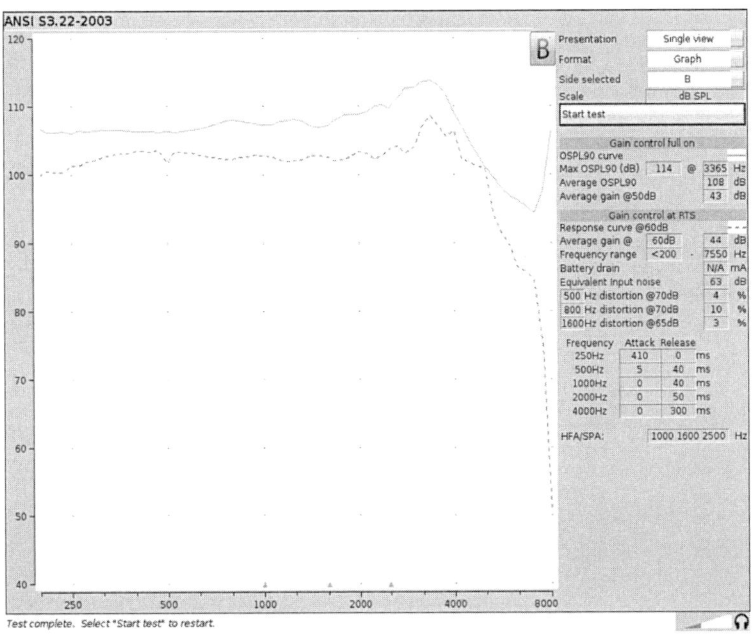

Step 1. ANSI S3 22-2003 설정 화면

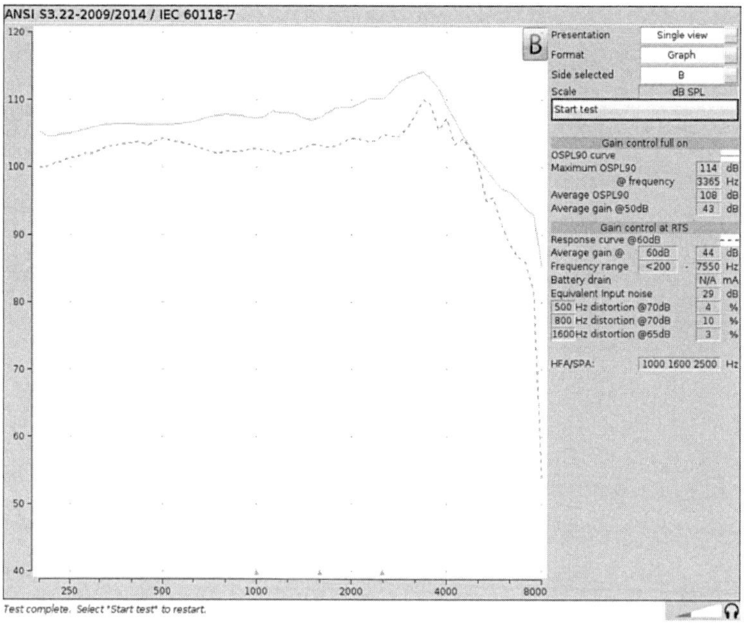

Step 2. ANSI S3 22-2009/2014 설정 화면

[그림 3-8] ANSI S3 22-2003과 ANSI S3 22-2009/2014 설정 화면

- Max OSPL 90: 송화기에 90 dB SPL의 입력음압을 제시했을 때 수화기를 통해 측정되는 최대 음압레벨을 뜻하며, 제조사가 지정한 최대값의 +3 dB이 허용범위입니다.
- HFA OSPL 90: 송화기에 90 dB SPL의 입력음압을 제시했을 때 수화기를 통해 측정되는 1000, 1600, 2500 Hz에서의 평균 음압레벨을 뜻하며, 제조사가 지정한 최댓값의 +/−4 dB 정도가 허용 오차 범위입니다. 주파수의 종류는 옵션에서 변경할 수 있습니다.
- Average gain: 입력과 출력의 평균차이를 뜻합니다. 평균적인 이득을 의미합니다.
- Frequency range: 유효 증폭 주파수의 범위를 뜻합니다.
- Battery drain: 보청기의 소모 전류량을 의미합니다.
- Equivalent input noise: 전기회로에서 발생하는 잡음을 음압수준으로 측정한 것으로 보청기의 내부 소음을 뜻합니다.

- Total harmonic distortion: 500, 800, 1600 Hz 순음을 사용하여 각 주파수의 출력 파형을 분석한 왜곡량을 뜻합니다. 주파수의 종류는 옵션에서 변경할 수 있습니다.
- Attack time: 증폭기의 압축 기능이 활성화 되는데 소요되는 시간을 뜻합니다.
- Release time: 증폭기의 압축 기능이 비활성화 되는데 소요되는 시간을 뜻합니다.

TIP Attack time과 Release time의 값으로 보는 출력 방식

Attack time과 Release time이 0에 가까울 경우 선형 보청기 혹은 선형으로 설정된 보청기로 볼 수 있습니다.

❽ 또한, I/O Curve(Input & Output Curve) 메뉴를 통해 입출력 곡선으로 압축 시작점(compression kneepoint) 및 압축 비율(compression ratio)을 확인할 수 있습니다. I/O Curve의 경우 원하는 주파수별로 측정할 수 있는데 주로 초기값은 2 kHz로 설정되어 있는 경우가 많습니다. 장비에 따라 차이가 있고 사용자의 조작으로 측정 주파수를 바꿀 수 있습니다. [그림 3-9]을 통해 보청기 성능분석기에서의 I/O Curve를 측정하는 순서를 확인할 수 있습니다.

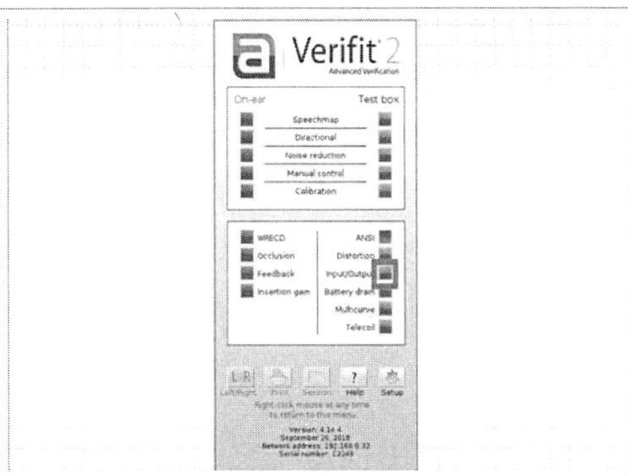

Step 1. Test box mode 메뉴 중 「Input & Output Curve」를 선택합니다.

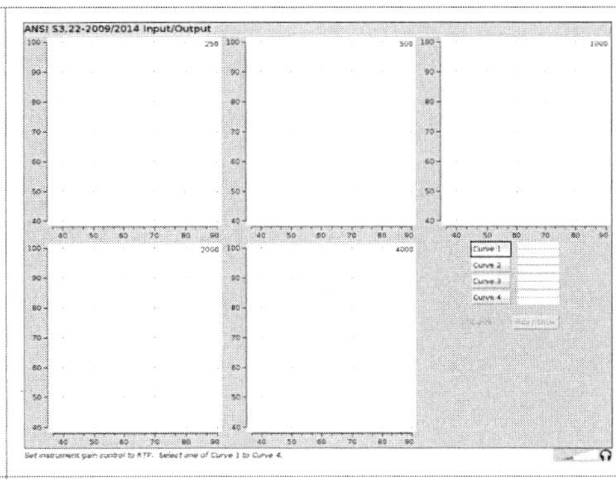

Step 2. 「Curve 1」을 선택합니다.

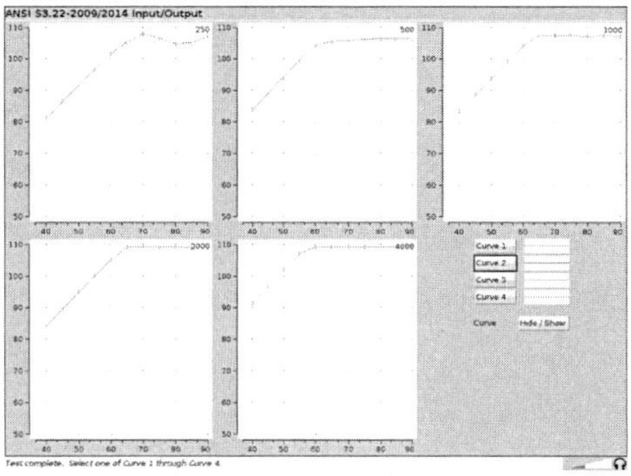

Step 3. 주파수 별로 측정된 Input & Output 값을 볼 수 있습니다.

[그림 3-9] Input & Output Curve 도출 방법

관련지식 압축 비율 계산방법

[그림 3-10]에는 선형 세팅과 비선형 세팅 시의 I/O curve가 제시되어 있습니다. I/O curve에서 압축 비율을 계산하는 방법으로는 계산하고자 하는 부분의 입력의 증가량과 출력 증가량을 정하고 입력 증가량 나누기 출력 증가량을 계산하면 알고자하는 특정 부분의 압축 비율을 알 수 있습니다.

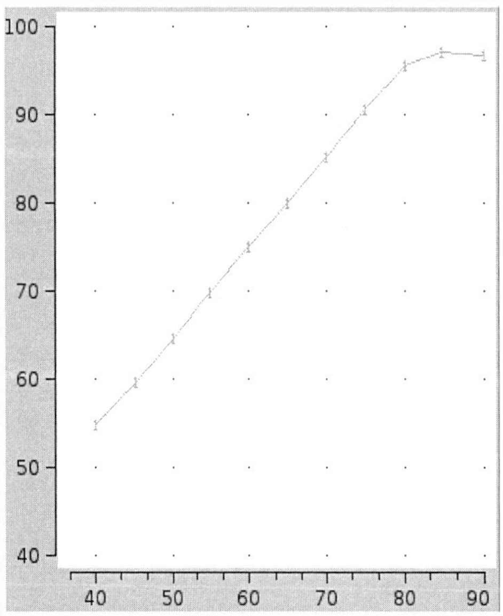

▪ 선형 세팅 시 Input & Output Curve 결과

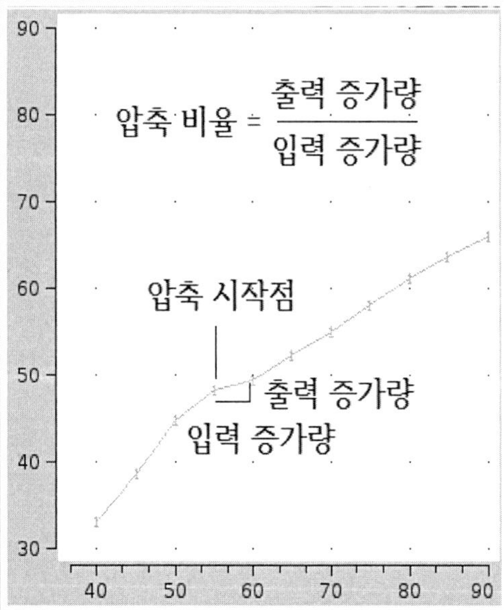

▪ 비선형 세팅 시 Input & Output Curve 결과

[그림 3-10] 선형 세팅과 비선형 세팅 Input & Output Curve 결과

Authors' Remarks

보청기의 기능 중 가장 복잡한 기술력은 디지털 시스템(digital system)이라고 할 수 있습니다. 기존 아날로그 보청기는 제한적인 증폭기능과 몇몇 기능(예: 최대출력제한 등)만을 제공할 수 있었다면 디지털보청기는 주파수별 압축을 사용한 다양한 증폭량 설정과 더불어 소음감소, 음향되울림제거 등 다양한 기능을 제공할 수 있어 난청의 정도가 심하거나 소리 음질에 민감한 대상자의 만족도와 의사소통능력 향상을 제공할 수 있습니다. 디지털 보청기의 자동이득조절검사(Automatic Gain Control test, AGC test)는 사람으로 예를 들면 건강검진과 유사하다고 볼 수 있습니다. 보청기의 최대출력, 주파수범위, 내부소음레벨, 왜곡률 등 디지털시스템의 정상유무는 물론 기능의 정도를 측정할 수 있는 매우 중요한 검사입니다. 보청기의 디지털시스템 작동이 정상적으로 이루어져야 주파수별로 적절한 증폭량을 적은 왜곡으로 제공할 수 있으며, 디지털보청기의 다양한 기능들을 안정적으로 제공할 수 있을 것입니다. 일반적으로 정상여부 판단의 기준은 각 제조사에서 제공하는 기준 성능표(specification sheet)가 됩니다. 자동이득검사는 보청기가 새로 제작된 시점, 청각전문가가 신규 제작된 보청기를 수령 받는 시점, 보청기의 적합 과정 및 사후관리 시에 실시되어야 합니다. 사람의 경우에도 기본적인 신체상태가 건강해야 신체를 사용할 때 무리가 적고 기능을 잘 발휘할 수 있듯이, 디지털 보청기도 자동이득조절검사를 통하여 보청기의 디지털시스템 상태를 모니터링하여 정상 기능을 유지하여야 원활한 보청기 적합을 실시할 수 있을 것입니다.

References

Etymonic Design. (2016, November 29). *Audioscan Verifit® User's Guide 4.16.* Audioscan. Retrieved from https://www.audioscan.com/en/verifit2/

Frye, G. J. (2005). Understanding the ANSI standard as a tool for assessing hearing instrument functionality. *Hearing Review, 12(5)*, 22.

Platz, R. (2004). SNR Advantage, FM Advantage and FM Fitting. *Achieving Clear Communication Employing Sound Solutions. Proceedings of the First International FM Conference.* (pp. 147-154). Warrenville, IL: Phonak.

Ravn, G. & Preves, D. (2015). Hearing Aid-Related Standards and Test Systems. *Seminars in hearing, 36(1)*, 29-48.

Ricketts, T. A., Bentler, R., & Mueller, H. G. (2017). Essentials of modern hearing aids: selection, fitting, and verification. (pp. 352-866). San Diego, CA: Plural Publishing.

청각학 전공생을 위한 실습 연습

주 제	조 & 조장이름	이 름
Verifit: HA test		

** 수업목표: ANSI기준에 근거하여 Hearing Aid Test를 실시하고 해석

1. 선형보청기는 [linear]를 선택하고 AGC기능이 있는 보청기는 [AGC]를 선택
2. ANSI 1996/2003 AGC tests
   A. Press 〈Tests → Test box measures → AGC → Start Test〉
   B. [Test setup]에 나온 5가지 사항
      -
      -
      -
      -
      -
   C. 보청기 On
   D. Press 〈Continue〉

** ANSI S3.22-2003 AGC결과(사진) 첨부 및 각 영역 기재 및 해석

- MAX OSPL90:
- Average gain:
- Frequency range:
- Battery drain:
- Equivalent input noise:
- Distortion at 500, 800, and 1600 Hz:
- Attack & Release time:

3. Input & Output Curve

A. press 〈test → test box measure → Input/output〉

B. press 〈Curve 1〉

C. 만약 Setting을 달리하여 Input/Output curve를 구할때는 Setting을 바꾼 후 〈Curve 2, 3, 4〉를 클릭하여 결과 출력

** Input/Output curve 결과 첨부

- 500 Hz의 Input/Output curve해석
  :

- 4000 Hz의 Input/Output curve 해석
  :

** 주의할 점 및 배운 점
:

CHAPTER 4

Test box mode를 이용한 성능분석

성능분석기를 통한 Test box mode에서의 측정은 외부소음을 차단한 상황에서 전기음향학적으로 보청기 성능을 평가할 수 있습니다. Test box mode는 보청기 최대출력과 이득정도를 확인할 수 있을 뿐만 아니라, 조화음 왜곡(harmonic distortion), 소음감소(noise reduction)기능, 방향성(directional), 다중곡선(multicurve), 배터리 전류 소모량(battery drain)에 대한 측정을 할 수 있습니다. Test box mode에서 측정한 값들은 보청기의 기준성능표(specification sheets)와 비교를 통해, 제품 출고 당시 상태와 현재 보청기의 상태를 확인할 수 있습니다. 또한 보청기 적합 및 상담 과정에서는 적합 결과를 시각적으로 확인할 수 있어 난청인의 보청기 착용 상태를 객관적으로 보여줄 수 있습니다. 그러므로 본 Chapter에서는 보청기 적합의 여러 단계에서 사용될 수 있는 Test box mode에서의 조화음 왜곡, 소음감소기능, 방향성, 다중곡선, 배터리 전류 소모량에 대한 측정 절차와 결과 해석방법에 대하여 소개하고자 합니다.

I Test box mode를 이용한 성능분석 목적

❶ Harmonic distortion: 조화음 왜곡 검사는 주파수별 왜곡률을 백분율(%)로 확인

❷ Noise reduction: 소음감소기능 검사는 실시간으로 보청기 소음감소기능의 작동유무, 반응시간 및 감소 정도 확인

❸ Directional: 방향성 검사는 보청기 방향 송화기의 기능 확인

❹ Multicurve: 다중곡선 검사는 보청기에 입력되는 다양한 입력음의 주파수별 출력 변화 확인

❺ Battery drain: 배터리 전류 소모량 검사는 보청기의 전류 소모량, 배터리 예상 사용 시간, 보청기 내 전기 회로의 이상에 의한 과전류 소모 현

상을 포함한 보청기 배터리와 관련된 성능의 정상 유무 및 기능을 평가

Ⅱ 언제 실시하는가?

성능분석을 통한 보청기의 부가적인 기능의 평가는 주로 보청기 적합, 확인/검증 및 사후 관리 단계에서 활용할 수 있습니다.

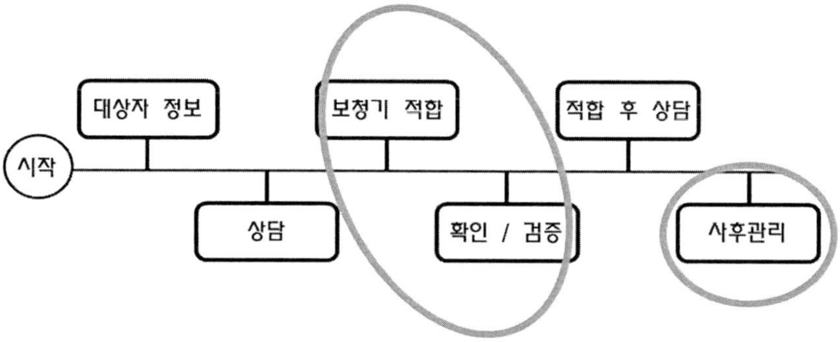

[그림 4-1] 보청기 적합 절차 내 Test box mode measurement 시행 단계

Ⅲ 준비물

- 보청기 성능분석기(hearing aid analyzer)
- 보청기
- 보청기 연결 장치
- 컴퓨터
- 보청기 소프트웨어

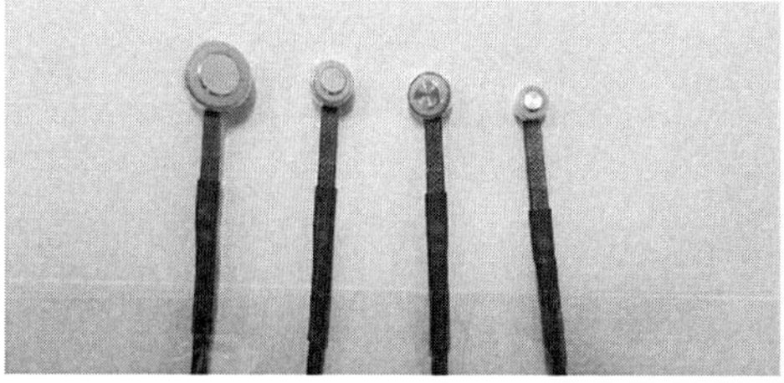	▪ 배터리 필(battery pill): 네 가지 (10A, 13A, 312A, 675A) 사이즈로 구성되며 보청기 전류소모량 측정 시 사용할 수 있습니다.

[그림 4-2] 보청기 성능분석 시 사용되는 구성품

TIP 보청기 기능 평가를 위한 위치 설정

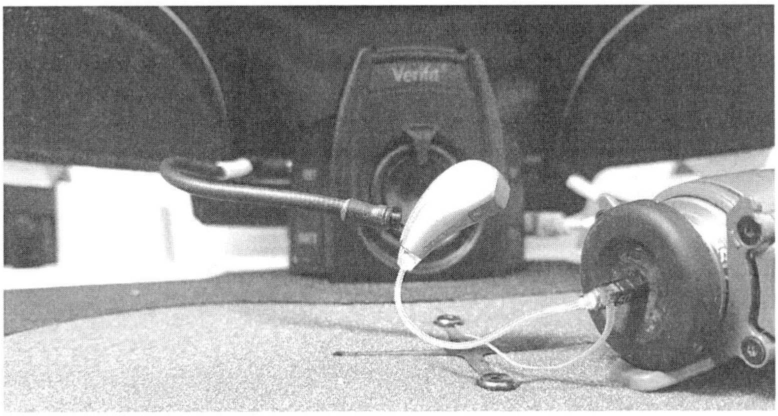

[그림 4-3] 성능분석 시 보청기 및 구성품의 위치

- 보청기 송화기 위치는 기준 송화기와 가능한 가까이 두어야 하며, 전면 스피커와 수평으로 향하도록 합니다. 스피커와 송화기를 수평으로 놓지 않을 경우 외부 지연(external delay) 시간차에 왜곡이 발생하여 정확한 측정에 영향을 줄 수 있습니다(Buerkli, 1986).

Ⅳ 실습 절차

❶ Harmonic distortion 측정

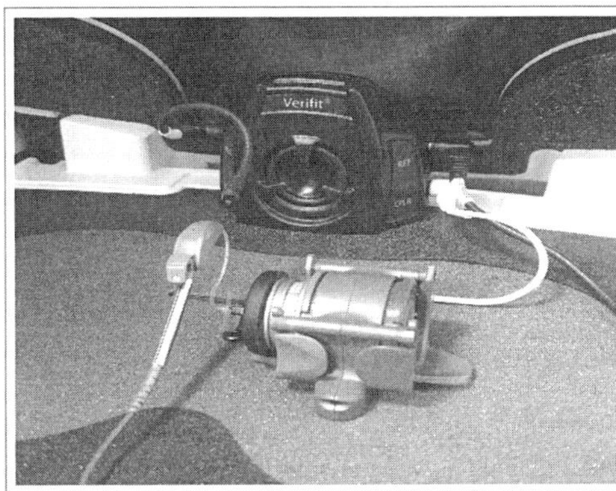	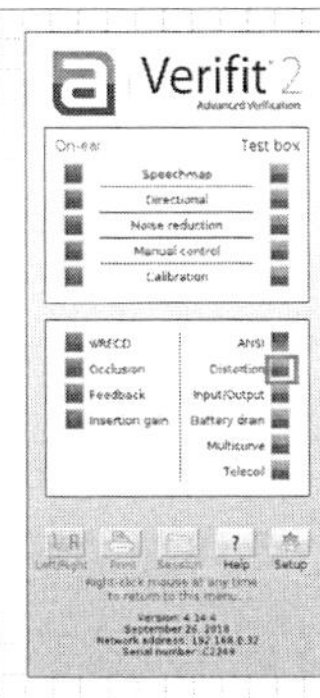
Step 1. 보청기 연결 장치의 케이블과 보청기를 연결하여 Test box mode로 설정합니다(Chapter3 참고).	Step 2. 보청기 연결 후 Test box mode 메뉴 중 「Distortion」을 선택합니다.

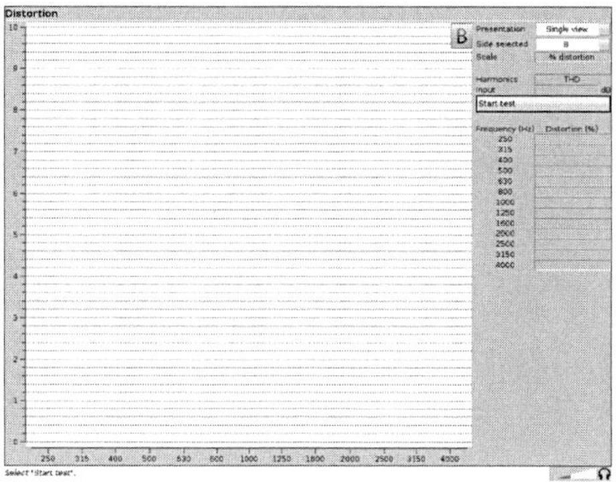

Step 3. 「Start test」를 선택합니다.

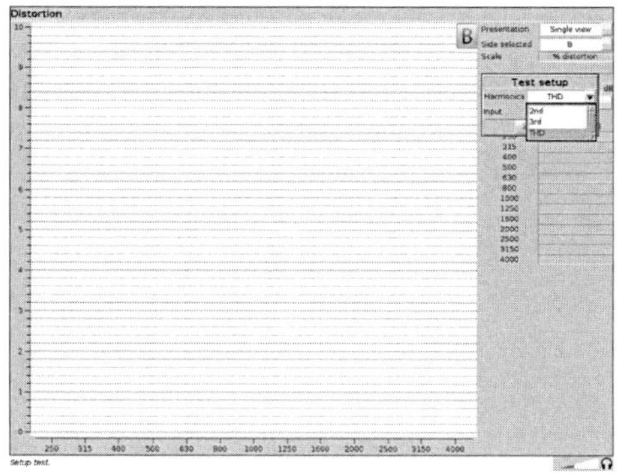

Step 4. 「THD」(Total Harmonic Distortion), 「2nd」(제 2 포먼트), 「3rd」(제 3 포먼트) 중 측정하고자 하는 조화음(harmonics)을 선택합니다.

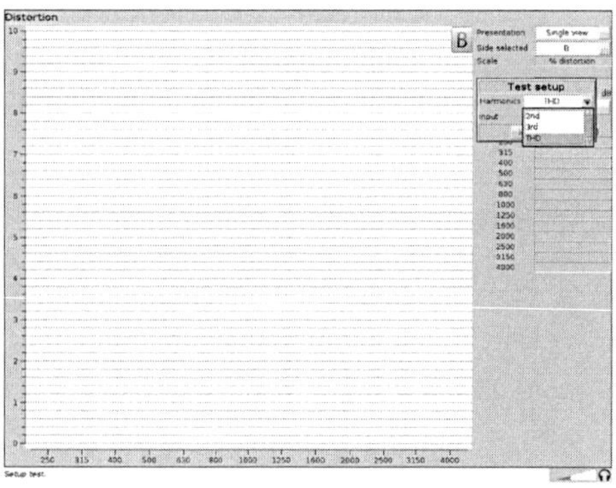

Step 5. 「65-90 dB」 중 측정하고자 하는 신호의 입력(input)레벨을 선택합니다.

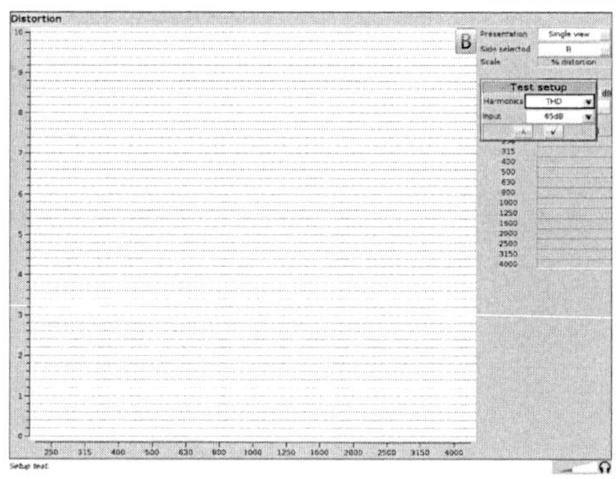

Step 6. 「」버튼을 클릭하여 측정을 시작합니다.

[그림 4-4] 성능분석기의 왜곡률 측정 방법

• 결과 및 해석 방법

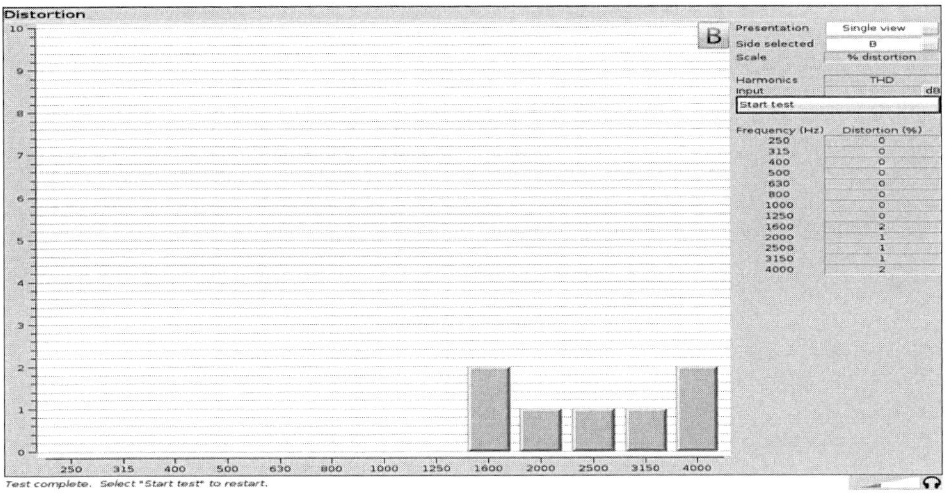

- 위 화면은 조화음「THD」, 입력 수준「65 dB SPL」로 설정하였을 때 결과이며, x 축은 주파수 범위(250-4000 Hz), y 축은 왜곡률(%)을 나타냅니다. 따라서 250-4000 Hz 범위에서 왜곡률이 2%이하로 나타난 결과를 확인할 수 있습니다.
- 1/3 옥타브 별 THD의 결과를 보여주며, 일반적인 허용 왜곡률은 65 dB SPL에서는 2% 이하, 80 dB SPL에서는 5% 이하여야 합니다(Ollick, 2016).

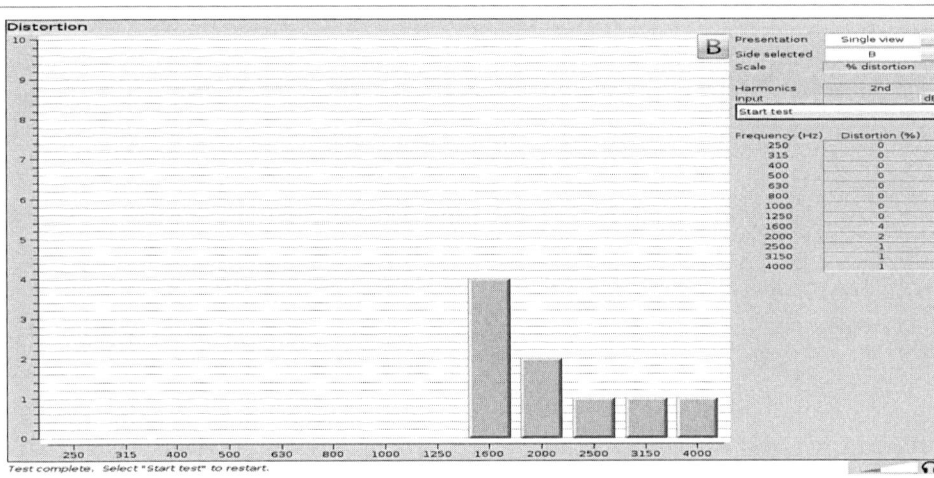

- 조화음「2nd」, 입력 수준「65 dB SPL」로 설정하였을 때 결과이며, 1600 Hz 에서 4%의 왜곡률을 확인할 수 있습니다. 따라서 제 2 조화음에서 일반적인 허용 왜곡률 이상으로 왜곡이 발생하고 있음을 알 수 있습니다.
- THD에서 음의 왜곡이 나타났을 때 2nd, 3rd의 왜곡률을 측정해서 어떠한 주파수에서 왜곡이 발생하는지 확인할 수 있습니다.

[그림 4-5] 왜곡률에 대한 결과와 해석

❷ Noise reduction 측정

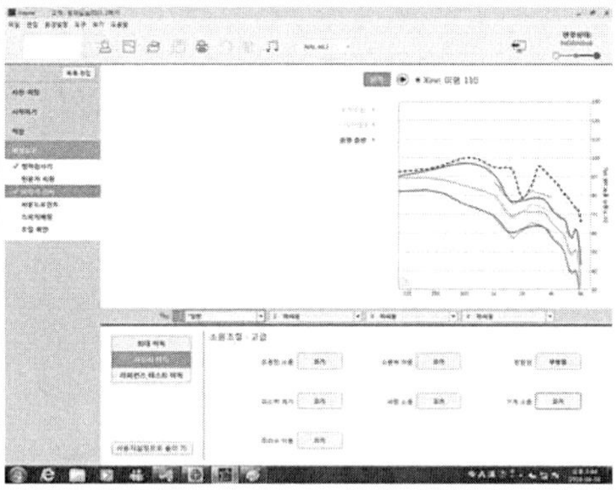

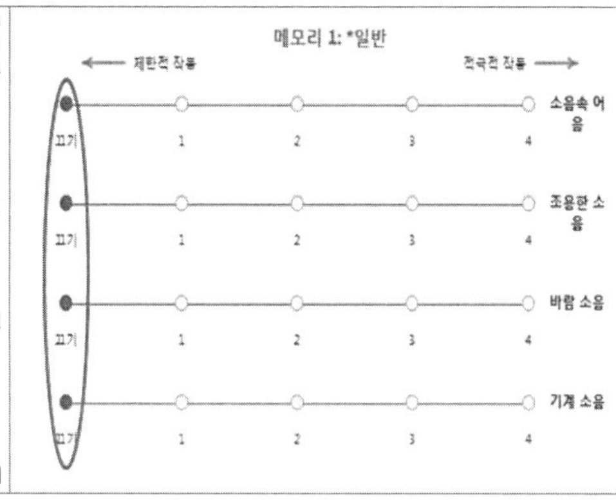

- 보청기 소프트웨어 Test box mode에서 소음감소기능을 비활성화시키고 측정합니다.

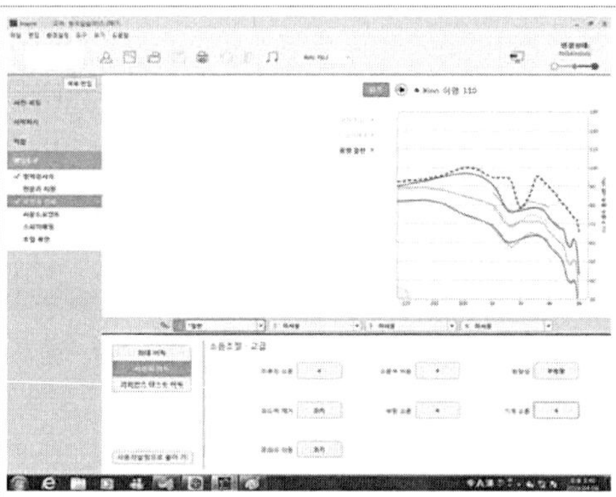

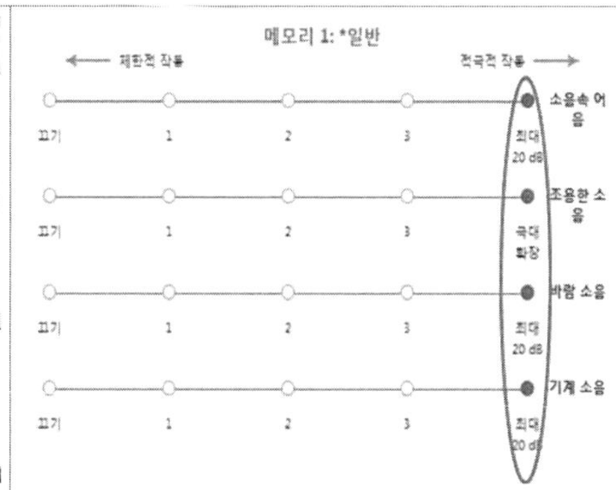

- 보청기 착용자에게 적절한 기능이 제공되는지 확인할 수 있도록 적합된 상태로 측정합니다.

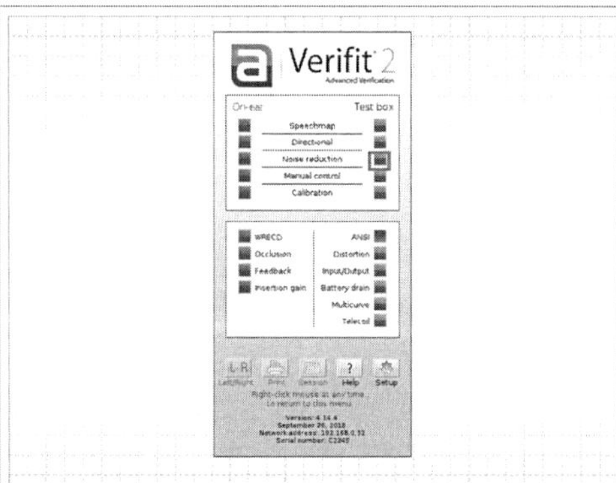

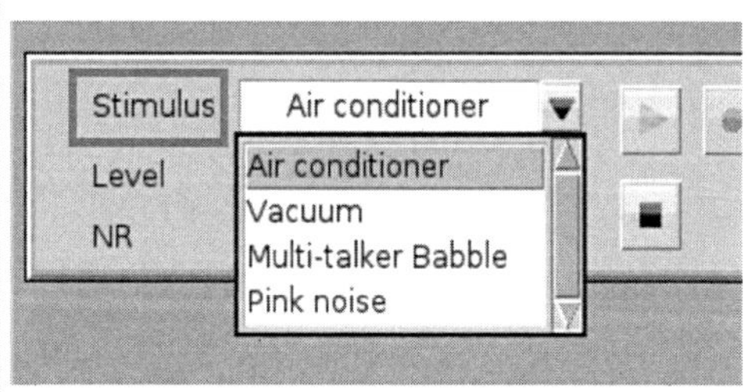

Step 1. 보청기 연결 후 Test box mode 메뉴 중 「Noise reduction」을 선택합니다.

Step 2. 「Air conditioner」, 「Vacuum」, 「Multi-talker Babble」, 「Pink noise」 중 측정하고자 하는 자극을 선택합니다.

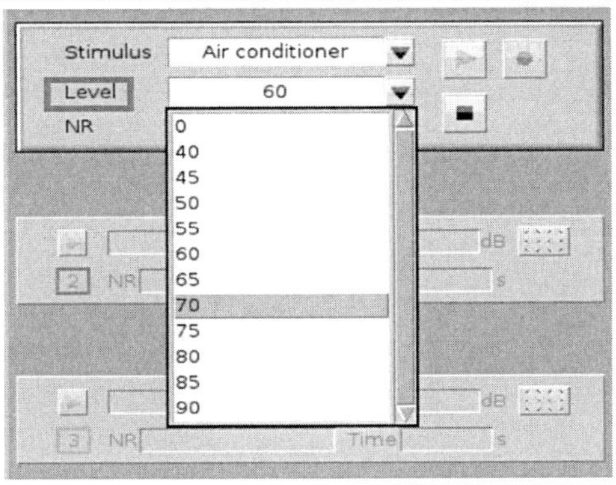

Step 3. 「0-90 dB」 중 측정하고자 하는 입력 레벨을 선택합니다.

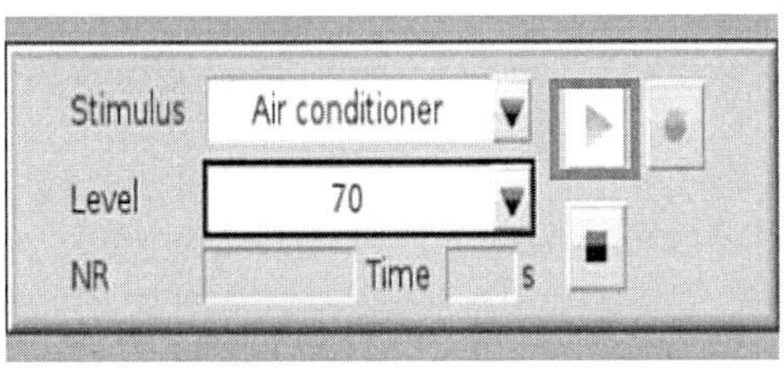

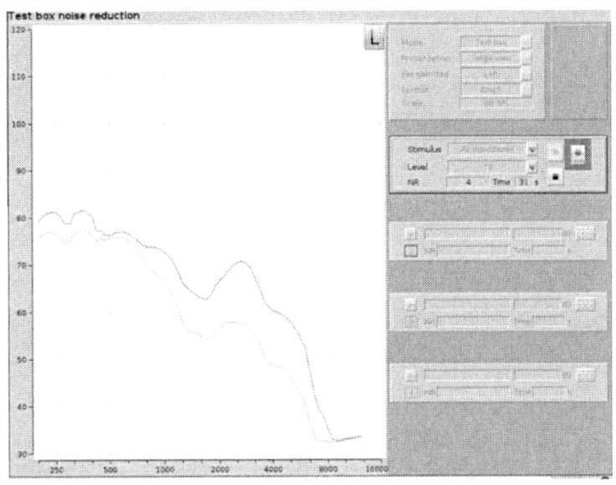

Step 4. 세팅 완료 후 「 」 버튼을 클릭하여 검사를 진행합니다. 굵은 곡선(Noise reduction 기능이 작동되지 않은) 그래프의 변화가 안정되면 「 」 버튼을 클릭하여 소음감소기능 검사를 실시합니다.

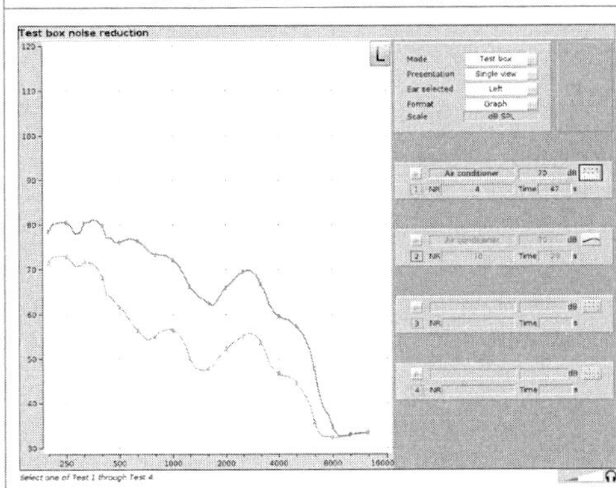

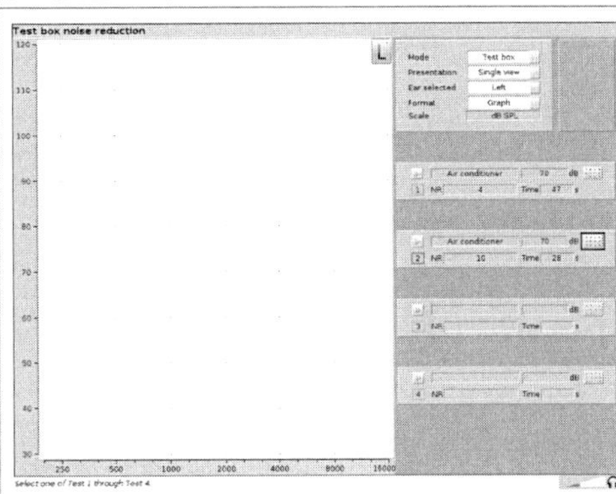

Step 5. 검사 시 일정 시간이 지나면 얇은 선의 그래프가 안정화되는 반응을 보이는 것을 확인할 수 있습니다. 검사는 최대 4번까지 진행할 수 있으며, 검사 진행 후 「 」 버튼을 클릭하여 필요한 검사 결과만 활성화 시킬 수 있습니다.

[그림 4-6] 성능분석기의 소음감소기능 측정 방법

• 결과 및 해석 방법 1

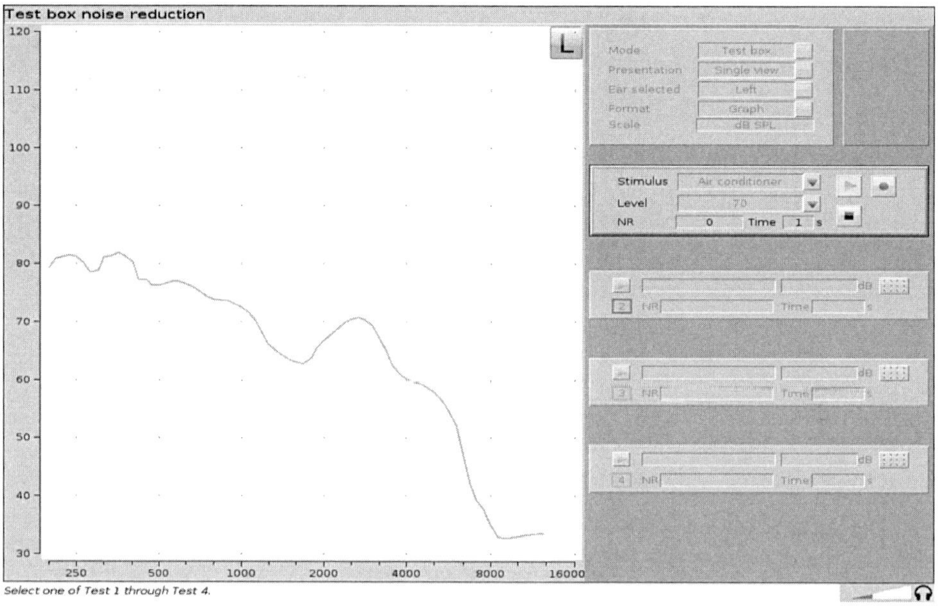

▪ 보청기 소프트웨어 Test box mode 에서 소음감소기능을 비활성화시켰을 경우 Stimulus 「Air conditioner」, Level 「70 dB」로 검사한 화면입니다. x 축은 주파수 범위(250-16000 Hz), y 축은 출력값(dB SPL)을 나타내며 굵은 곡선의 결과는 성능분석기에서 제시된 입력 레벨(input level)입니다.

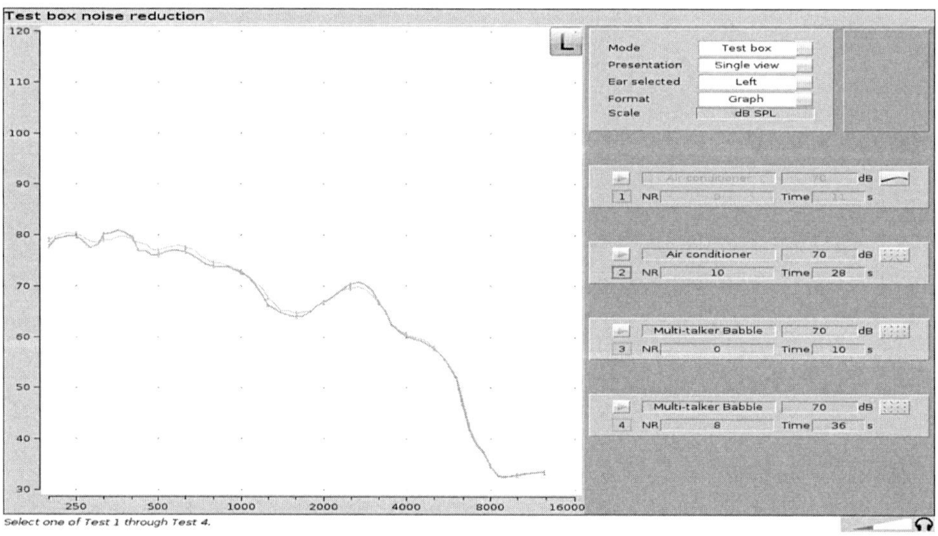

▪ 얇은 곡선은 주파수별 출력 레벨(output level)을 나타냅니다. 소음감소기능 비활성화 시 두 그래프 선을 비교해보면 입력 레벨과 출력 레벨 간의 차이가 거의 나타나지 않음을 확인할 수 있습니다.

[그림 4-7] 보청기 소음감소기능 비활성화 시 결과와 해석

• 결과 및 해석 방법 2

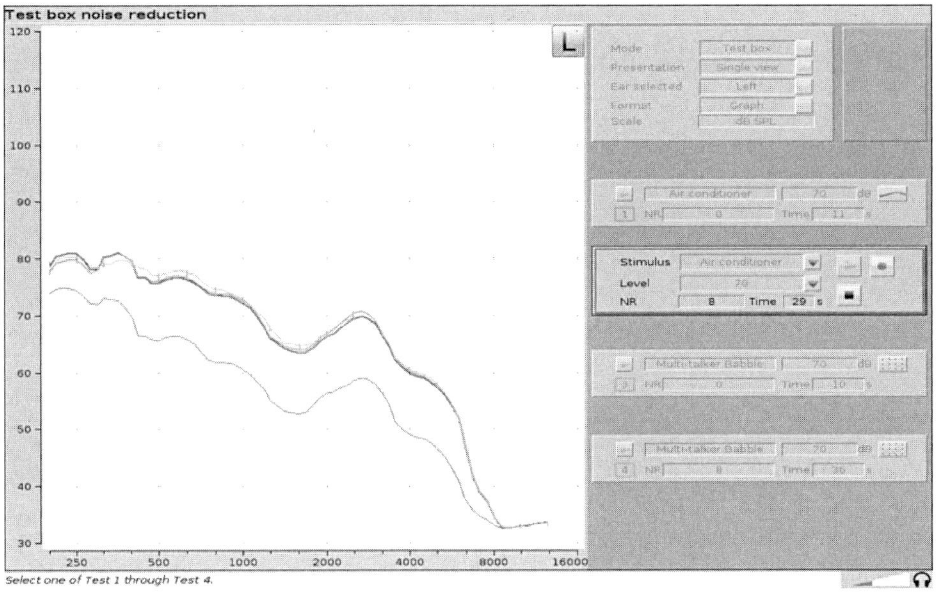

▪ 소음감소기능을 활성화한 상태에서 Stimulus 「Air conditioner」, Level 「70 dB」로 검사한 화면입니다. 소음감소기능 활성화 시 두 그래프의 곡선을 비교해보면 입력 레벨과 출력 레벨 간 확연한 차이를 확인할 수 있습니다.

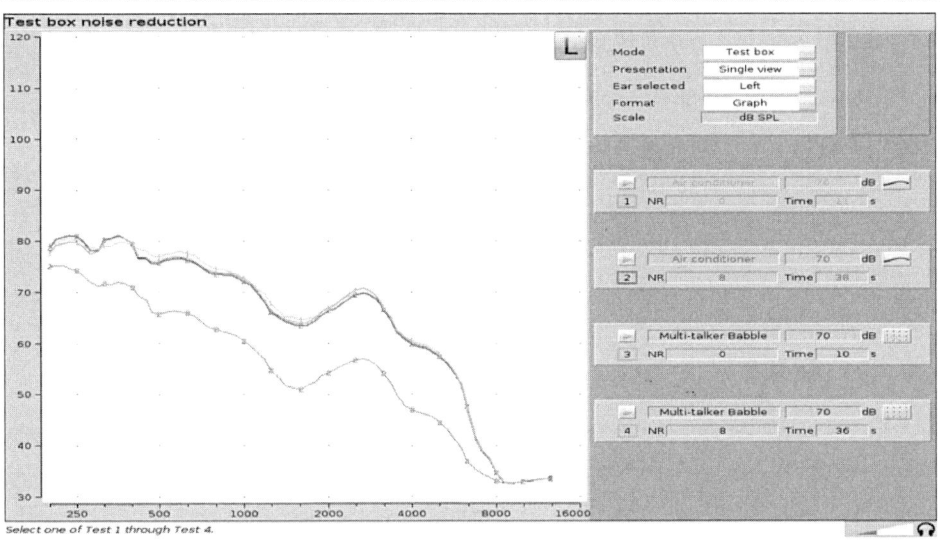

▪ 보청기 소음감소기능은 활성화 단계에 따라 소음감소 정도를 정량화할 수 있으며, 사용자에게 적용되는 소음감소 이득을 확인할 수 있습니다.

[그림 4-8] 보청기 소음감소기능 활성화 시 결과와 해석

관련지식 **소음감소기능과 다화자잡음**(Sørensen & Jespersen, 2015)

성능분석기에 내장된 소음의 종류 중 다화자잡음(babble noise)은 음성(speech)과 유사한 음향 스펙트럼을 나타내기 때문에 소음감소기능의 효과가 저하됩니다. 이러한 다화자잡음은 화자의 수에 따라 소음감소기능에 영향을 줍니다. Sørensen 외(2015) 연구에서 2, 4, 6, 8 10명으로 구성된 다화자잡음(2, 4, 6, 8 and 10-person babble noise) 비교 시 화자의 수가 많아질수록 소음의 감소율이 높아졌고 이득은 증가하였습니다.

관련지식 **보청기 소음감소기능, 무조건 활성화 시켜야 할까?**(McCreery et al, 2012).

난청인은 지하철, 음식점과 같이 주변 소음(background noise)이 큰 환경에서 청취능력이 떨어지게 됩니다. 주변 소음은 주로 저음으로 이루어져 있으며, 큰 소리의 저음은 고음역의 청취를 방해하여 소음 환경에서 어음분별력이 저하되는 원인이 될 수 있습니다. 그러므로 소음감소기능을 사용하여 주파수 특이성이 있는 1500 Hz 이하 저음역의 이득을 낮추는 방법으로 주변 소음을 조절할 수 있습니다. 하지만 소음감소기능을 작동하게 되면 소음 뿐만 아니라 저주파수의 이득을 함께 감소시키게 되므로 보청기 사용자의 청력 상태에 맞추어 적정선을 고려하는 것이 바람직합니다.

❸ Directional 측정

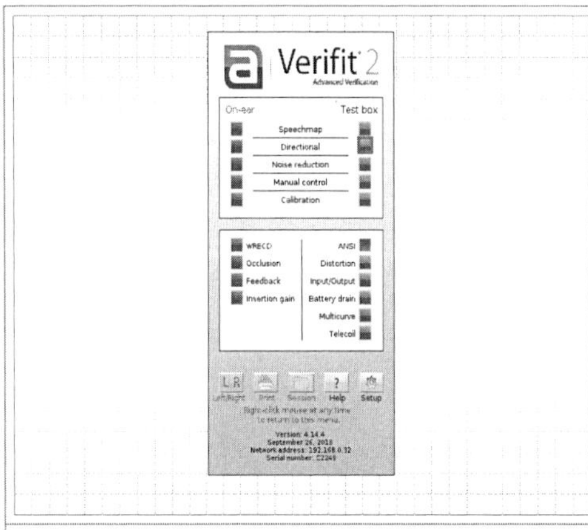

Step 1. 보청기 연결 후 Test box mode 메뉴 중 「Directional」을 선택합니다.

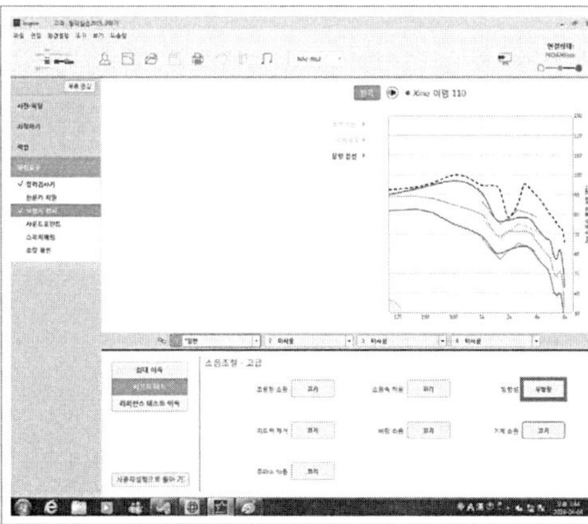

Step 2. 보청기 소프트웨어 성능분석 모드에서 「무방향」을 선택합니다.

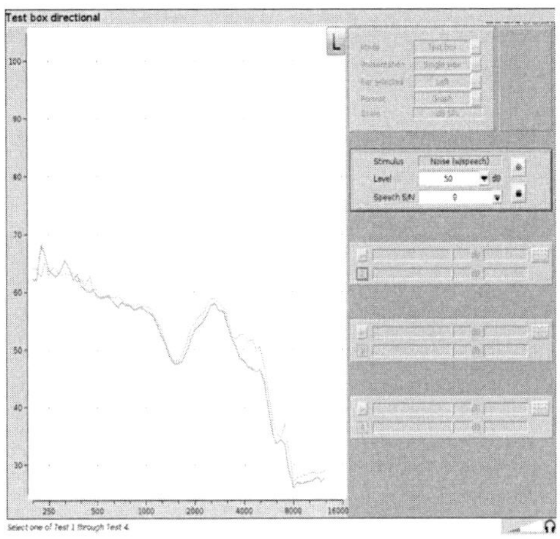

Step 3. Stimulus와 Level을 설정합니다.

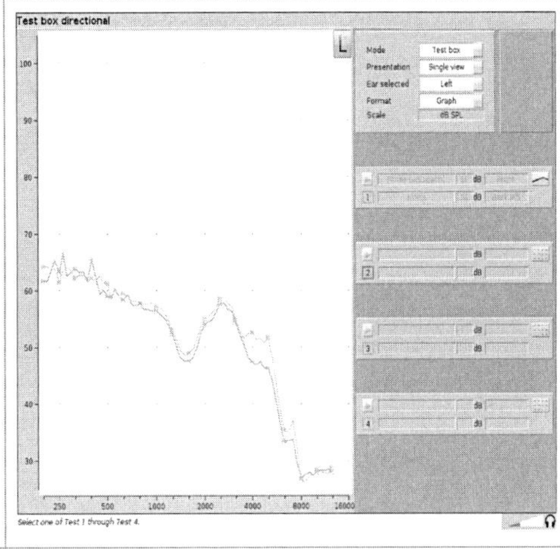

Step 4. Mode, Presentation, Ear selected, Format 중 측정하고자 하는 자극을 선택한 후 「 」 버튼을 클릭하여 측정합니다.

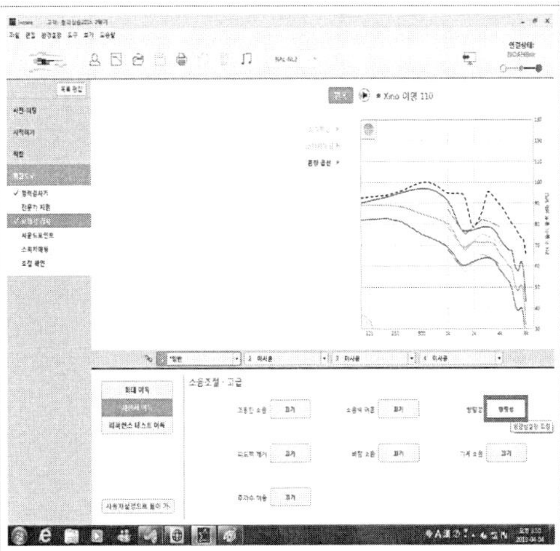

Step 5. 보청기 소프트웨어 성능분석 모드에서 「방향성」을 선택하여 방향성 기능을 활성화합니다.

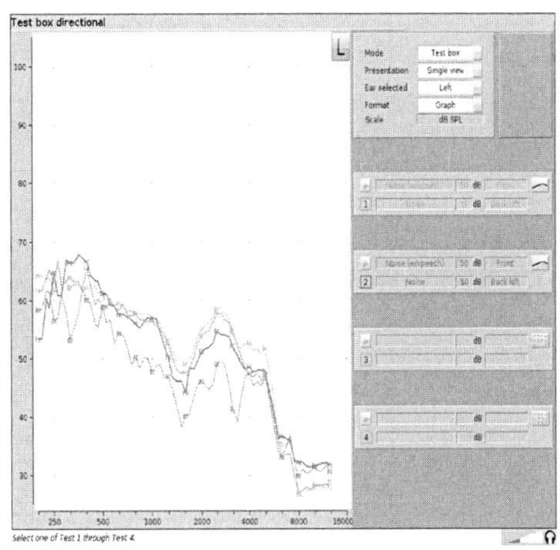

Step 6. Step 3-4 와 같이 설정한 후 「 」 버튼을 클릭하여 검사를 진행합니다.

Step 7. 검사는 최대 4번까지 할 수 있으며 검사 진행 후 「 」 버튼을 클릭하여 필요한 검사 결과만 활성화 시킬 수 있습니다. 또한 마우스로 원하는 주파수를 지정하여 정확한 dB 값을 볼 수 있습니다.

[그림 4-9] 무방향, 방향성 측정 방법

관련지식 극성도와 방향성 지수

보청기의 방향성을 확인하는 지표에는 크게 극성도(polar pattern)와 방향성지수(Directivity Index, DI)가 있습니다.

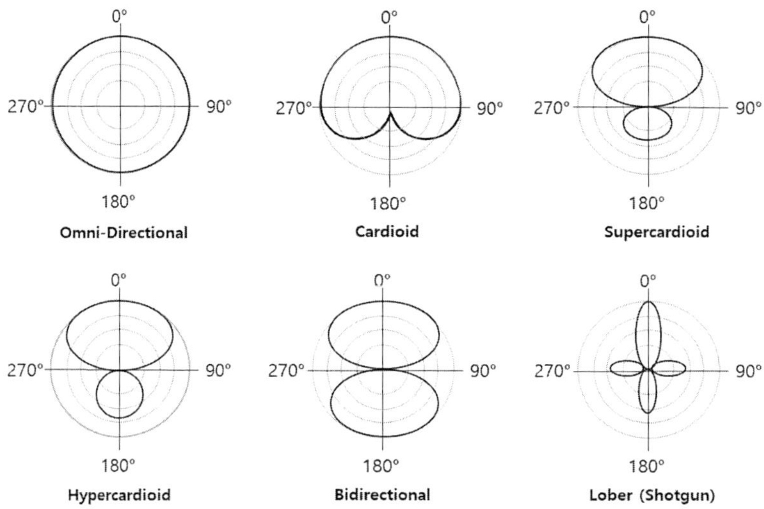

[그림 4-10] 극성도의 종류

- 극성도: 방향송화기가 소리를 집음하는 패턴
  ① Omni-Directional: 모든 방향에서 들어오는 소리를 균등하게 집음하는 형태
  ② Cardioid: 주로 전면(0°)에서 들어오는 소리를 집음하는 형태로 최대 감쇠지점(null point)은 180°에서 형성
  ③ Supercardioid: Cardioid 송화기(130°)보다 전면 집음각도가 좁으며(115°) 최대감쇠지점은 125°에서 형성
  ④ Hypercardioid: Supercardioid 송화기보다 전면 집음각도가 좁으며(105°) 최대감쇠 지점은 110°에서 형성되고 뒷부분의 감도 영역이 더 넓음
  ⑤ Bidirectional: Figure-8이라고도 불리는 양방향성 송화기는 전면과 후면의 집음각도가 90°로 동일
  ⑥ Lober(Shotgun): Lober 송화기는 전면 집음각도가 35°에서 형성되며, 최대 감쇠지점은 30°에서 형성(Davida, 2014; Matthew, 2016; BURGHRECORDS, 2019)

- 방향성 지수: DI는 청취자의 정면에서 나오는 소리(0° azimuth)와 모든 방향에서 나오는 소리의 힘의 비율을 주파수의 함수로 계산합니다. DI 의 기본적인 가정은 청취자가 항상 0°에서 목표신호를 마주하는 것이므로 0°에서 최대 민감도를 가집니다(Olsen & Hagerman, 2002).
- 결과 및 해석 방법

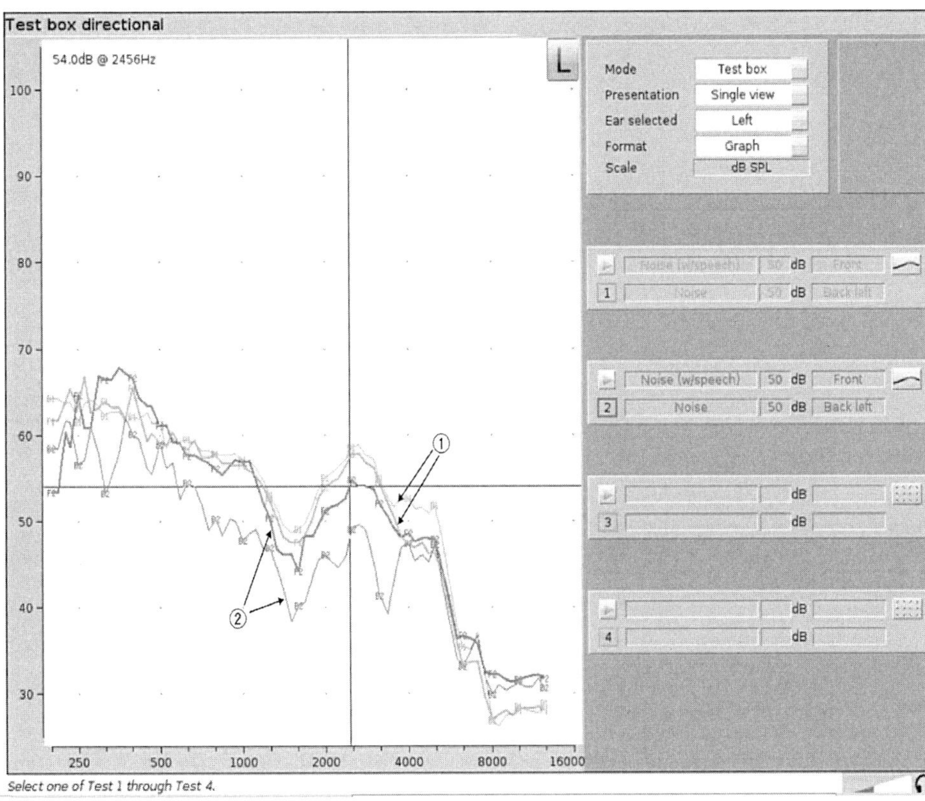

- x 축은 주파수(250-16000 Hz)를 나타내며 y 축은 출력값(dB SPL)을 나타냅니다.
- ①번 곡선은 보청기 송화기를 전방향으로 설정한 후 측정한 결과입니다. 전면 스피커와 좌측면 스피커에서 입력되는 신호가 주파수별 차이를 보이지 않으며, 비슷하게 증폭되는 것을 확인할 수 있습니다. 이는 모든 방향에서 입력되는 신호에 대해 균등하게 증폭하는 것을 알 수 있습니다.
- ②번 곡선은 보청기를 방향성으로 변경했을 때 측정한 결과입니다. 전면 스피커에 대한 증폭 결과는 전방향으로 설정 결과와 비슷하게 나타남을 알 수 있지만 좌측면 스피커에서 입력되는 신호의 증폭 결과는 주파수별 이득이 확연하게 줄어드는 것을 확인할 수 있습니다. 이는 전면과 측면에서 입력되는 신호음 방향에 따라 증폭량의 차이를 발생시켜 전면에서 발생하는 소리에 대해 더 나은 청취환경을 제공할 수 있습니다.

[그림 4-11] 방향성 검사에 대한 결과와 해석

④ Multicurve 측정

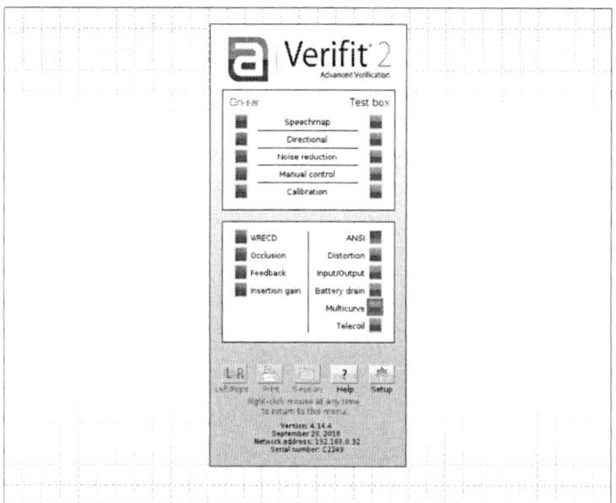

Step 1. 보청기 연결 후 Test box mode 메뉴 중 「Multicurve」을 선택합니다.

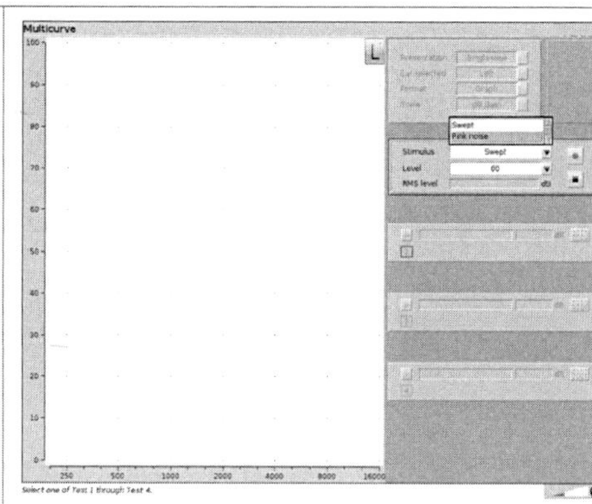

Step 2. Stimulus 와 Level 중 측정하고자 하는 자극과 범위를 설정합니다. 설정 완료 후 「●」 버튼을 클릭하여 검사를 실시합니다.

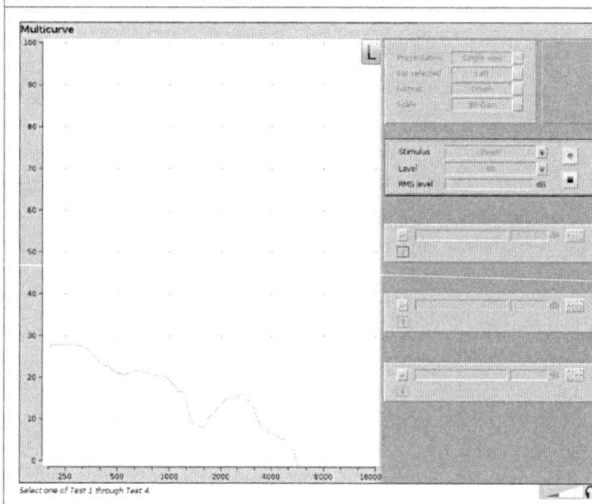

Step 3. 10-20초 정도 지난 후 그래프의 변화가 안정되면 「■」 버튼을 클릭한 후 결과를 확인합니다.

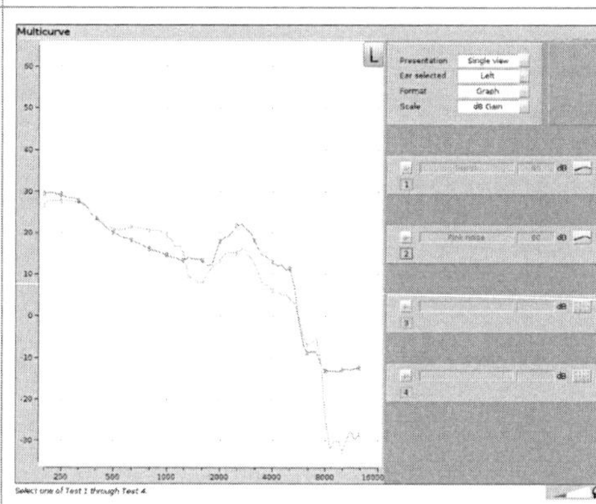

Step 4. 제시음을 변경한 뒤 Step 2-3과 같은 방식으로 진행합니다. 검사는 최대 4번까지 할 수 있으며 검사 진행 후 「▦」 버튼을 클릭하여 필요한 검사 결과만 활성화 시킬 수 있습니다. 또한 마우스로 원하는 주파수 별로 지정하여 정확한 dB 값을 볼 수 있습니다.

[그림 4-12] 다중곡선 검사 측정 과정

• 결과 및 해석방법

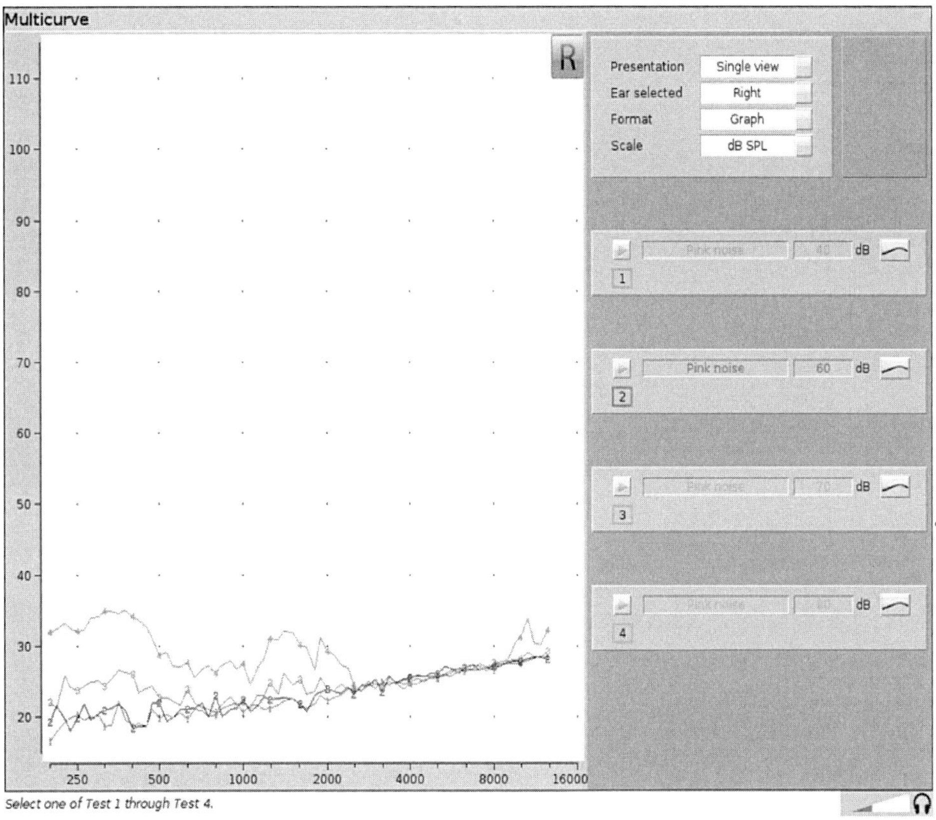

- 위 화면은 Scale을 「dB SPL」, 소리의 종류는 「Pink noise」을 선택하여 도출한 결과 값입니다. x축은 주파수(0-16000 Hz)를 나타내며 y 축은 출력값(dB SPL)을 나타냅니다.
- Pink Noise를 제시음으로 사용하는 경우 전체 주파수 대역의 반응을 볼 수 있습니다. 40-80 dB로 네 번에 걸쳐 검사한 결과 2700 Hz 전까지 출력의 차이를 보이며, 그 이후 주파수 대역은 비슷하게 나타나는 것을 알 수 있습니다.

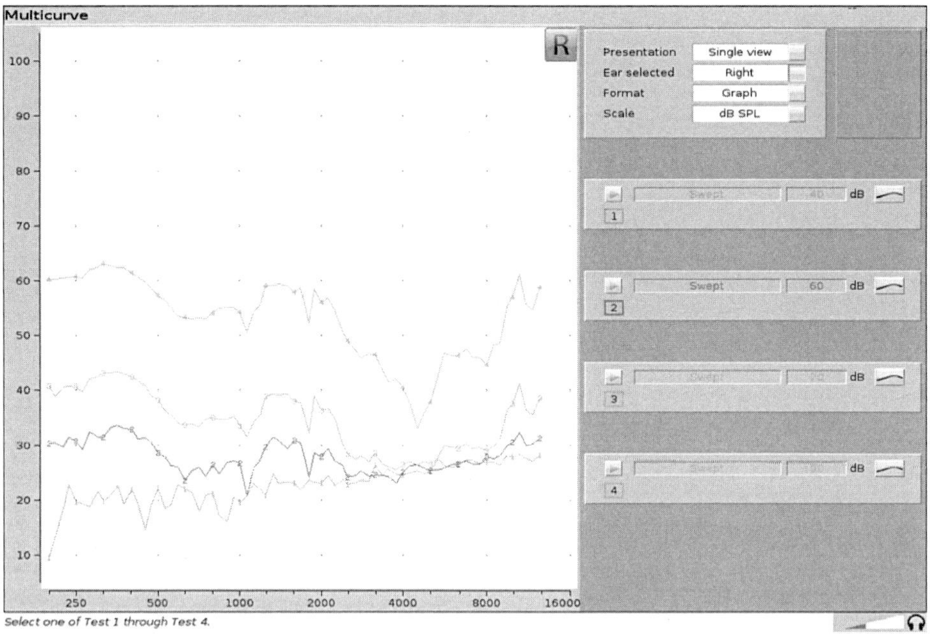

- 위 화면은 Scale을 「dB SPL」, 소리의 종류는 「Swept」을 선택하여 도출한 결과 값입니다. x 축은 주파수(0-16000 Hz)를 나타내며 y 축은 출력값(dB SPL)을 나타냅니다.
- Swept의 경우 개별 주파수별 출력 반응을 확인하는 것이 목적입니다. Pink noise와 같은 40-80 dB의 제시음으로 테스트한 결과 모든 주파수 대역에서 더 높은 출력값을 확인할 수 있습니다.
- Multicurve는 보청기를 조절하였을 때 주파수별 반응을 확인하기 위한 목적을 가지며, 주파수별 결과 그래프를 통해 출력의 문제 유무를 확인할 수 있습니다.

[그림 4-13] 다중곡선 결과와 해석

❺ Battery drain 측정

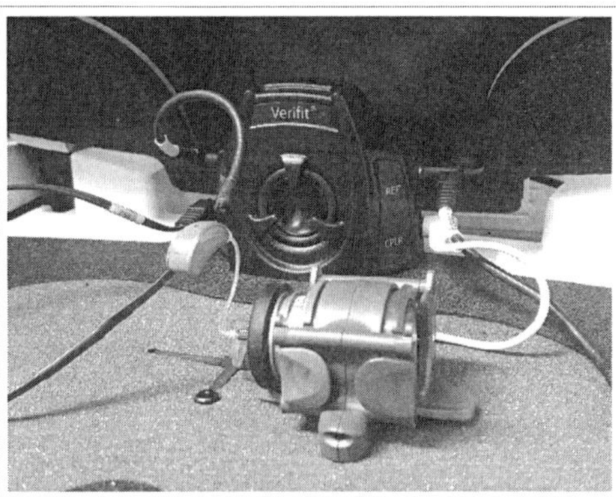	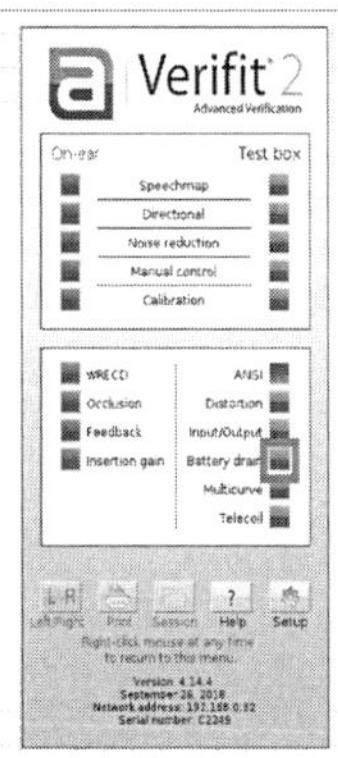
Step 1. 보청기에 배터리 필과 보청기 성능분석기를 연결합니다.	Step 2. Test box mode 메뉴 중 「Battery drain」을 선택합니다.

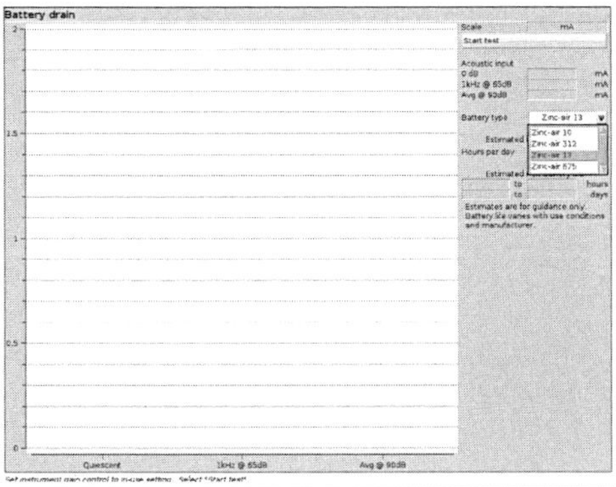

Step 3. Battery drain 화면에서 사용하는 보청기에 맞는 배터리 종류를 선택합니다.

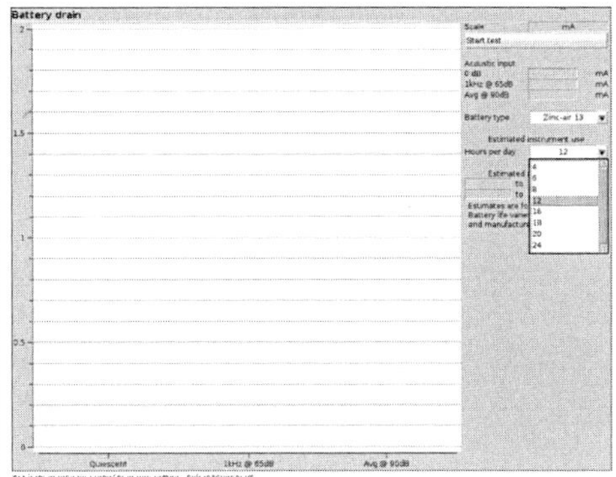

Step 4. Battery drain 화면에서 보청기 착용자의 보청기 평균 사용 시간을 선택합니다.

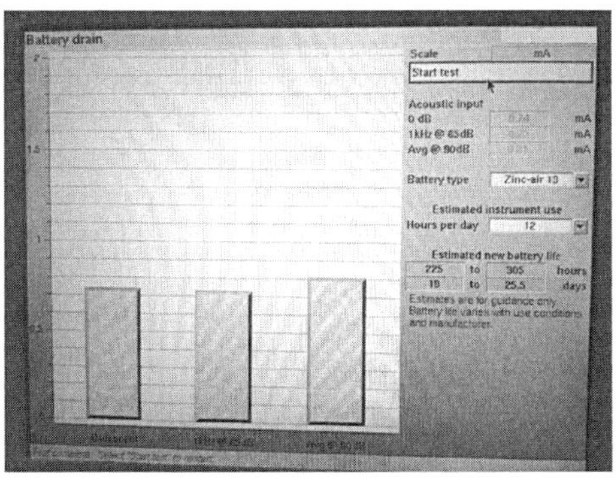

Step 5. 「Start test」을 선택하면 각 조건 (Quiescent, 1 kHz @ 65 dB, Avg @ 90 dB)에서의 전류소모량이 표시됩니다.

Estimated Battery Life for 16-Hour Day						
10 Zinc Air [days]	40 Gain Data		50 Gain Data		60 Gain Data	
	ANSI 2cc Coupler	IEC OES Coupler	ANSI 2cc Coupler	IEC OES Coupler	ANSI 2cc Coupler	IEC OES Coupler
	5-8	5-6	5-8	5-8	4-6	4-6

Step 6. 보청기 제조사에서 제공하는 기준 성능표를 참고하여 보청기의 전류소모량이 오차 범위를 벗어나는지 확인합니다.

[그림 4-14] 성능분석기의 Battery drain 측정 방법

TIP 보청기에 배터리 필 연결 방법

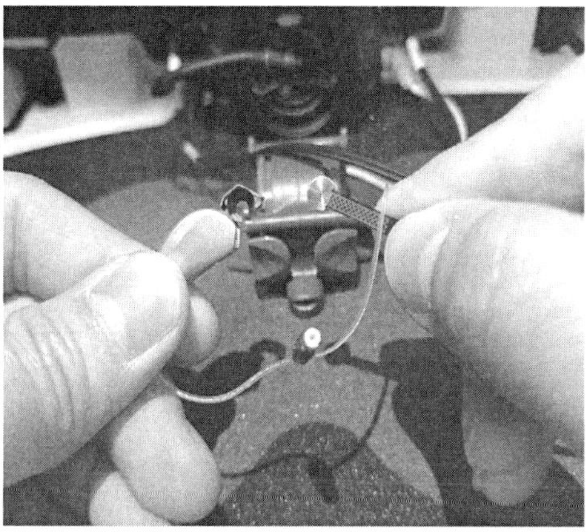	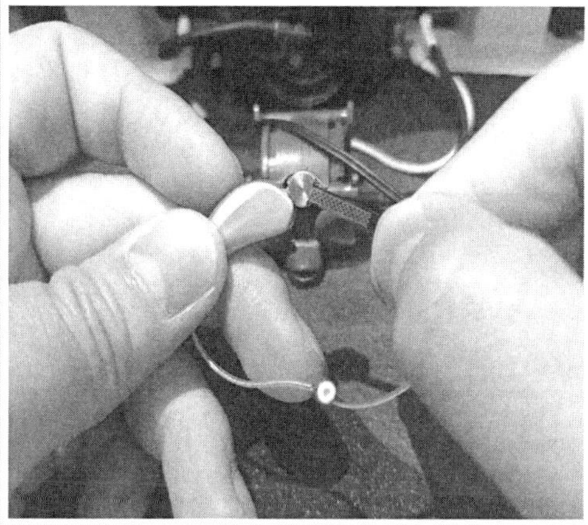
Step 1. 보청기의 배터리 크기와 일치하는 배터리 필을 준비합니다.	Step 2. 배터리 필을 보청기 배터리 도어에 위치합니다.
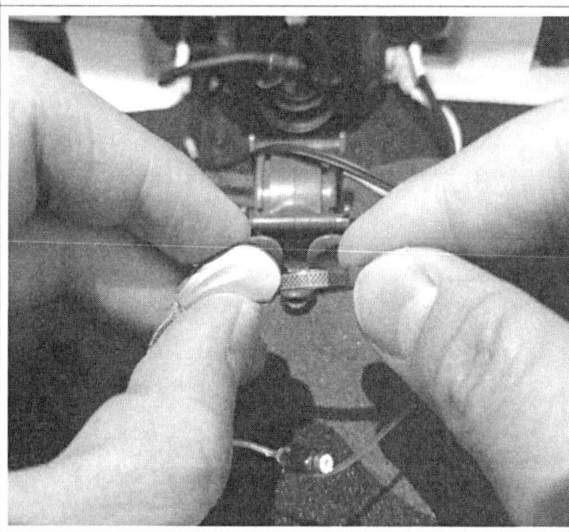	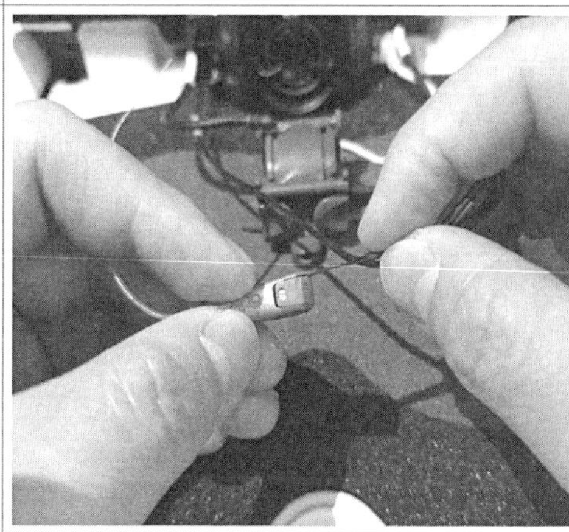
Step 3. 배터리 도어를 닫아줍니다.	▪ 배터리 도어를 닫은 옆모습.

[그림 4-15] 보청기에 배터리 필 연결 방법

관련지식 보청기 배터리 종류 구분

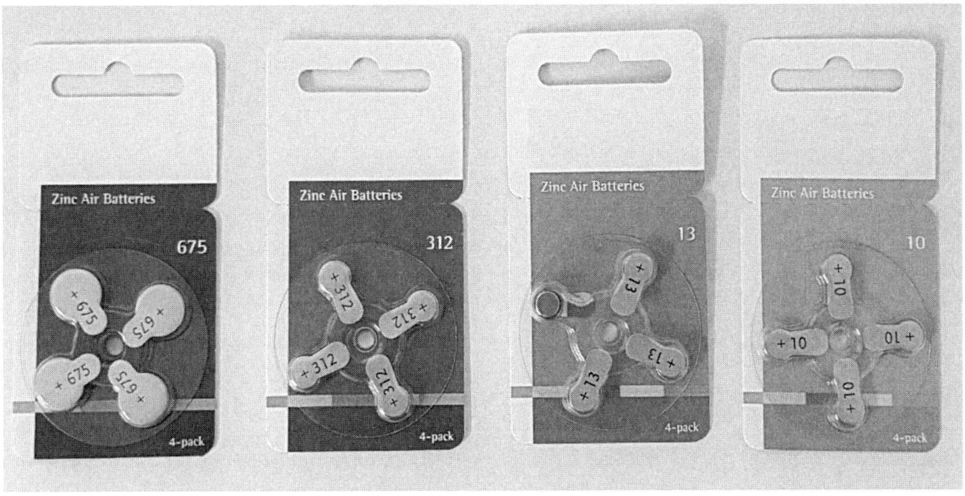

[그림 4-16] 보청기 배터리 종류

- 보청기에 사용되는 배터리는 제조회사에 관계없이 일반적으로 아연산화(Zinc-air) 배터리를 사용하며 4가지 종류로 숫자와 색깔 크기를 통해 구분할 수 있습니다 (675A-파란색, 312A-갈색, 13A-주황색, 10A-노란색).

관련지식 Battery drain의 필요성

미국의 대표적인 보청기 만족도 조사 프로그램인 MarkeTrak보고서(Kochkin, 2005)에 의하면 보청기 착용자가 호소하는 다양한 불만요소 중에는 배터리 수명에 대한 불만이 있을 만큼 보청기가 적절하게 전류를 소비하는지를 평가하는 것도 청능사의 역할이라 할 수 있습니다. 이러한 보청기 착용자의 불만요소를 해결하기 위해 최근 보청기 제조사에서 충전형 보청기(대표적으로 리튬이온(Li-Ion) 방식이나 실버징크(silver-zinc)방식)의 개발과 출시가 활발히 이루어지고 있습니다.

• 결과 및 해석 방법

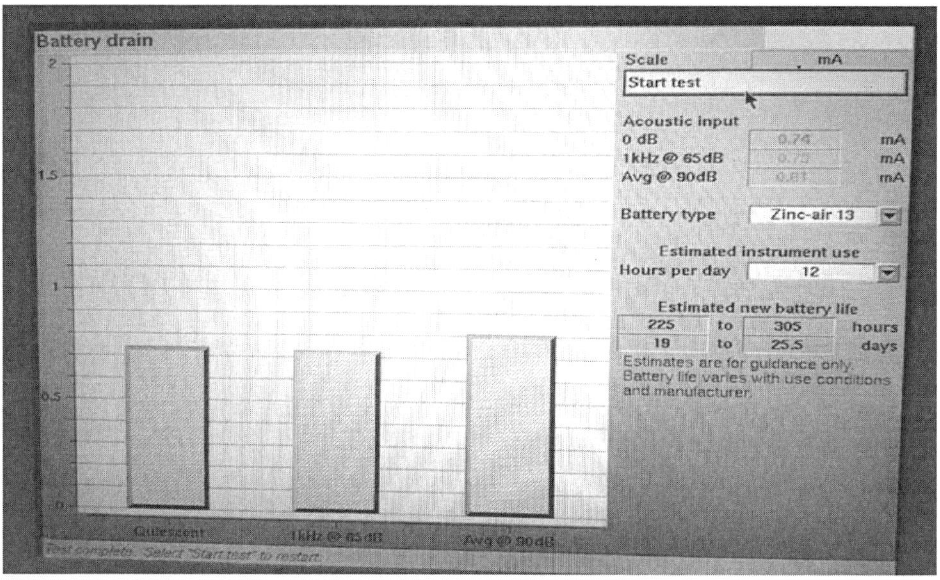

- 위 화면은 보청기 배터리 종류를 「Zinc-air 13」, 하루 사용 평균시간을 「12」 시간으로 설정하였을 때 결과이며, 배터리 사용 가능 시간이 225-305시간 정도 될 것으로 예측할 수 있으며, 배터리 교체 기간으로 19-25.5일 정도 될 것으로 예측할 수 있습니다.
- Battery drain 화면의 우측 부분을 보면 입력음이 0 dB(Quiescent)인 경우, 전류 소모량이 0.74 mA임을 알 수 있고 1 kHz의 입력음이 65 dB(1kHz @ 65 dB)인 경우, 전류 소모량이 0.73 mA임을 알 수 있고, 전 주파수의 평균 입력음이 90 dB(Avg @ 90 dB)인 경우, 전류 소모량이 0.81 mA임을 알 수 있습니다.

[그림 4-17] Battery drain 결과와 해석

주의할 점 Battery drain 해석 시 주의사항

본 측정에서의 전류소모량은 절대적인 소모량을 뜻하지 않습니다. 3가지 측정 조건(Quiescent, 1 kHz @ 65 dB, Avg @ 90 dB)을 기반으로 전류소모량과 사용 예상시간을 나타내므로 보청기 사용자가 예상된 시간보다 짧은 시간을 사용한다고 하여 보청기가 반드시 문제가 있다고 할 수 없습니다. 보청기의 배터리 사용량은 보청기에 설정된 기능, 사용 환경, 배터리 용량 등 여러 요인에 의해 영향을 받기 때문입니다. 특히 블루투스와 같은 무선기능을 사용하면 보청기 전류소모량은 급격히 증가됩니다. 따라서 측정된 전류소모량은 상담 시 참고 자료로 활용하여야 하며 절대 기준값으로 오해하는 일이 없도록 해야 합니다.

Authors' Remarks

보청기 성능분석기는 일반적으로 보청기를 실제 대상자의 귀에 착용하고 증폭 정도 및 각종 기능의 효과를 확인할 수 있는 실이 측정 모드와 더불어 챔버(chamber)형태의 박스 안에 보청기를 위치시키고 보청기의 각 기능을 분석하는 Test box mode로 구성되어 있습니다. 보청기 성능분석기를 사용하는 청능사(audiologist) 또는 청각전문가는 임상에서 Test box mode의 분석 절차를 생략하는 경우가 매우 많습니다. 주요한 이유로는 Test box mode 상에서 분석한 결과가 실제 귀에서의 반응과 차이가 나타날 수 있어 실제 대상자의 귀에 보청기를 착용하고 측정하는 재검사가 불가피하기 때문입니다. 하지만 Test box mode는 보청기 자체 기능의 정상 작동 유무를 시뮬레이션(simulation)할 수 있는 매우 유용한 기능을 제공합니다. 예를 들어, 보청기 사용자가 보청기 배터리의 사용 시간이 구매 당시와 비교하여 불편을 초래할 정도로 줄어들었다고 호소할 때 보청기 성능분석기 내 Test box mode의 '배터리 체크' 기능을 활용하면 조용한 상황, 일반적인 대화음 상황, 큰소리 입력 상황에 대한 배터리 소모량을 확인하여 현재 대상자가 사용 중인 보청기의 배터리 사용량을 몇 초 만에 확인할 수 있습니다. 다른 예로, 보청기 사용자가 보청기의 출력음의 왜곡에 대하여 호소하는 경우, Test box mode의 '왜곡률 분석' 기능을 활용하면 각 주파수에 대한 입력 음압(작은 소리, 보통 소리, 큰 소리 등)별 왜곡률을 측정하여 보청기 내부의 문제인지 보청기 및 대상자에 따른 외부의 문제인지를 손쉽게 확인할 수 있습니다. 또한 '다중곡선'과 같은 기능을 활용하면 50, 60, 70, 80, 90 dB와 같이 일정한 입력 음압 강도 변화에 따른 출력 결과를 한눈에 확인할 수 있어 보청기 적합의 마지막 단계에서 유용하게 활용할 수 있습니다. Test box mode는 보청기 자체 기능의 이상 유무를 파악하는 가장 빠르고 정확한 방법입니다. 만약 청능사가 보청기 성능분석기의 Test box mode에 대한 적절한 이해를 바탕으로 Test box mode 분석 기능을 활용한다면, 보청기의 기능 이상 유무를 정확하고 빠르게 측정하여 대상자의 적합 만족도 향상에 기여할 수 있을 것입니다.

References

Buerkli-Halevy, O. (1986). The Directional Microphone Advantage: A Review of Recent Research Literature. Phonak Ag.

BURGHRECORDS. (2019, February 16). Different Microphone Polar Patterns. BURGHRECORDS. Retrieved from https://www.edinburghrecords.com/different-microphones-polar-patterns/

Davida Rochman (2014, August 11). Multi-Pattern Microphones. What, Where and How?. SHURE. Retrieved from http://blog.shure.com/multi-pattern-microphones-what-where-and-how/

Etymonic Design. (2016, November 29). Audioscan Verifit® User's Guide 4.16. Audioscan. Retrieved from https://www.audioscan.com/en/verifit2/

Kochkin, S. (2005). MarkeTrak VII: Customer satisfaction with hearing instruments in the digital age. *The Hearing Journal, 58(9)*, 30-32.

Matthew McLean. (2016, July 11). What polar pattern should i record my podcast with?. The podcast host. Retrieved from https://www.thepodcasthost.com/equipment/microphone-polar-patterns/

McCreery, R. W., Venediktov, R. A., Coleman, J. J., & Leech, H. M. (2012). An evidence-based systematic review of directional microphones and digital noise reduction hearing aids in school-age children with hearing loss. *American Journal of Audiology 21(2),* 295-312

Ollick Sr, G. (2016, March). Practical Hearing Aid Test Box Applications. Retrieved from www.e3diagnostics.com

Olsen, HL. & Hagerman B. (2002). Directivity of Different Hearing Aid Microphone Locations: Directividad De Diferentes Posiciones De Los Micrócute; fonos En Los Auxiliares Auditivos. *International journal of audiology*, *41(1),* 48-56.

Ricketts, T., & Mueller, H. G. (1999). Making sense of directional microphone hearing aids. *American Journal of Audiology. 8(2),* 117

Sørensen, H. C., & Jespersen, C. T. (2015). For hearing aid noise reduction, babble is not just babble. *In Proceedings of the International Symposium on Auditory and Audiological Research 5*, 277-284.

청각학 전공생을 위한 실습 연습

주 제	조& 조장이름	이 름
Verifit: Other test box measure I		

** 수업목표: Harmonic distortion, Noise reduction, Feedback suppression 측정

1. Harmonic distortion
   A. Press 〈test → test box measures → Distortion〉
   B. 보청기 위치, 배터리 필 및 스위치 on
   C. Press [Start test]
   D. Harmonics 바꿔보기(어떻게 바뀌는지 기술)
      - 2nd:
      - 3rd:
      - THD:
   E. Input level바꿔보기(60, 90 dB)
      - 60 dB Vs 90 dB with THD:

2. Noise reduction
   A. Press 〈test → test box measures → Noise reduction〉
   B. Pick 〈test 1 or 2 or 3〉
   C. Pick 〈stimulus type〉
   D. Pick 〈Stimulus level〉
   E. Start test & Continue
      - Noise reduction 〈ON〉 & 〈OFF〉 비교:

3. Feedback suppression test
   A. Press 〈test → test box measures → Feedback〉
   B. Pick 〈Test 1〉 and select a level of 50 or 60 dB.

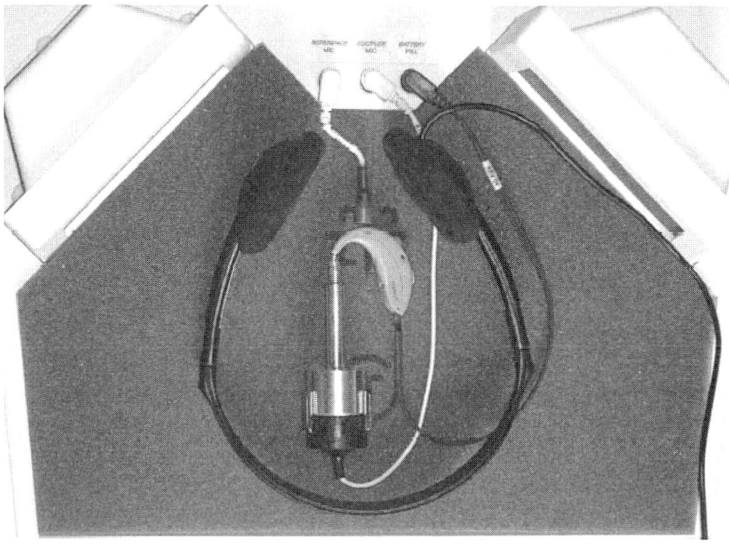

   C. Feedback off, 위 그림처럼 헤드폰을 위치시키고 Chamber를 닫고 볼륨을 키워가면서 붉은 바가 생길 때까지 조절하고 Press 〈Continue〉
   D. 검사가 끝나면 1개 또는 2개의 Peak가 보여야 함
   E. Feedback on, 동일한 검사 시행(Test 2로)
   F. 〈Continue〉
      - Test1(off) Vs Test2(on) 비교:

** 주의할 점 및 배운 점
:

주 제	조& 조장이름	이 름
Verifit: Other test box measure II		

**** 수업목표: Directional function test, Multi-curve procedure, 및 베터리 체크의 과정 이해**

1. Directional function test
   A. 큰 챔버에서 측정하는 방향성 기능의 수치와는 차이가 있으므로 본 검사는 오직 보청기가 Directional function을 하고 있는지만 측정 가능
   B. 포지션

   C. Press 〈test → test box measures → directional〉
   D. Pick 〈test 1〉: 양쪽 스피커에서 동일한 강도로 소리가 출력됨.
   - Directional HA Vs non-directional HA의 차이를 기술하시오
     :

   - Speech adaptive directional instruments의 방향성 검사 결과는?
     :

2. Multi-curve procedure
   A. Press 〈test → test box measures → Multicurve〉
   B. HA Positioning
   C. Turn on HA
   D. Pick (Test column, Stimulus, Level)
   - 두가지 상황을 설정해서 출력한 다음 비교(차이가 나는 이유 포함)
     :

3. 베터리 체크
   A. Connect battery drain pill
   B. Press 〈test → test box measures → Battery drain〉
   C. Battery type & Estimated instrument use 입력
   ** 그래프 출력 및 첨부

   - 해석:

** 주의할 점 및 배운 점:

CHAPTER 5

청력손실 시뮬레이터 (Sensory loss simulator)

청력손실 시뮬레이터 기능은 보호자의 난청에 대한 이해 및 보청기 착용의 필요성을 이해하는데 유용한 상담 도구 중 하나입니다(Vicen-Bueno et al., 2007; Zurek, & Desloge, 2007). 난청인의 가족과 보호자들은 청력손실로 인한 어려움을 경험하고 있지 않기 때문에 난청인이 겪는 의사소통의 어려움을 이해하기 어렵습니다. 따라서 난청인의 문제점을 상담과정에서 보호자가 간접적으로 이해하고 공감할 수 있도록 모의체험을 제공한다면 보호자의 적극적인 참여를 위한 동기부여를 촉진할 수 있습니다. 본 Chapter에서는 청력손실 시뮬레이터 기능 절차와 결과 해석방법에 대하여 소개하고자 합니다.

I 청력손실 시뮬레이터의 목적

청력손실 시뮬레이터의 목적은 시청각적 시뮬레이션을 통해 보청기 착용 전 후의 듣기 능력 개선의 정도를 예측해 볼 수 있습니다. 또한 난청의 정도와 어려움에 대한 이해를 도울 수 있으며, 보청기 형태 및 처방법에 따른 증폭 정도를 이해하는데도 도움을 줄 수 있습니다.

Ⅱ 언제 실시하는가?

청력손실 시뮬레이터는 상담과 적합 후 상담 단계에서 실시할 수 있습니다.

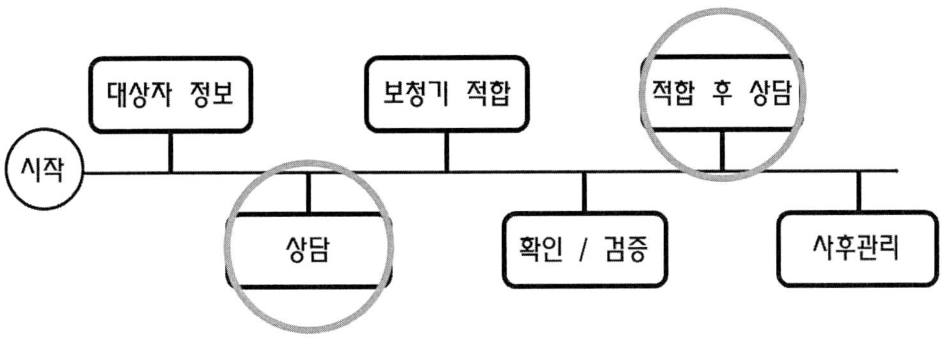

[그림 5-1] 보청기 적합 절차 내 청력손실 시뮬레이터 시행 단계

TIP 청력손실 시뮬레이터 활용

- 청력손실 시뮬레이터는 내부 또는 외부 스피커(speaker)를 통해 난청 정도에 따른 시청각적 시뮬레이션이 가능하므로 난청자와 보호자의 이해를 돕는 목적으로 활용할 수 있습니다. 또한 보청기 성능분석기와 실이측정기(Real-Ear Measurement, REM) 기종에 따라 지원여부가 다르므로 반드시 시행 전에 기능의 유무를 확인하여야 합니다.
- 청력손실 시뮬레이터 지원가능 제품으로는 Audioscan사의 Verifit 1 & 2, Interacoustics사의 Affinity, Calisto, Natus otometrics사의 Aurical free fit 등이 있으며 장비에 따라 기본 탑재 기능이 아닌 옵션기능으로 선택해야 하는 경우도 있으므로 해당 장비가 기능을 지원하는지를 확인해야 합니다(Smith, 2006; Interacoustic, 2019).

Ⅲ 준비물

- 보청기 성능분석기

Ⅳ 청력손실 시뮬레이터 절차

❶ Test box mode 메뉴 중 「Speechmap」을 선택합니다.

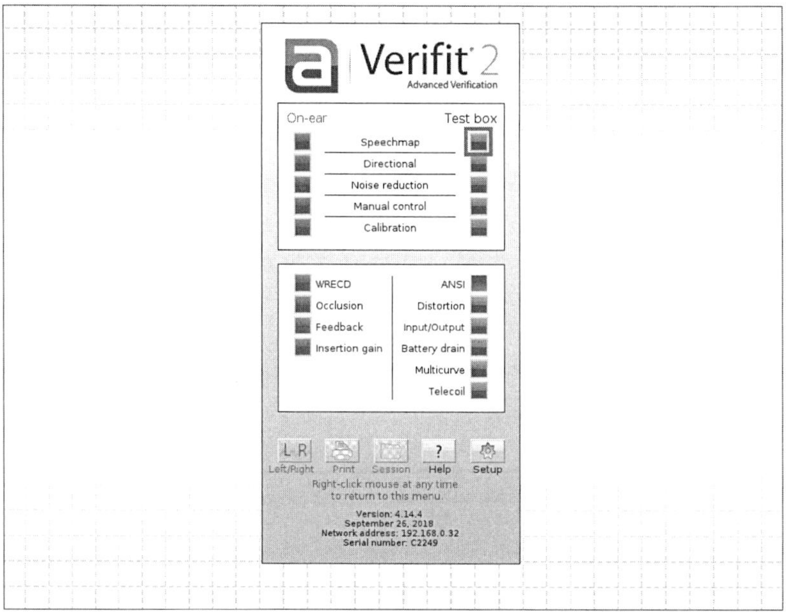

[그림 5-2] 보청기 성능분석기 Verifit 2의 메뉴 화면

관련지식 **보청기 성능분석기 Verifit 1과 Verifit 2의 청력손실 시뮬레이터 위치**

Verifit 1에서는 메뉴에 「Sensory Loss Simulator」 버튼이 별도로 있었으나 Verifit 2에서는 Speechmap 안에서 청력손실 시뮬레이터를 측정하도록 변경되었습니다.

❷ Speechmap 화면 우측 상단 「Audiometry」를 선택하여 시뮬레이션에 사용할 Targets, Age, HL transducer, RECD, Binaural, Language 등을 설정합니다.

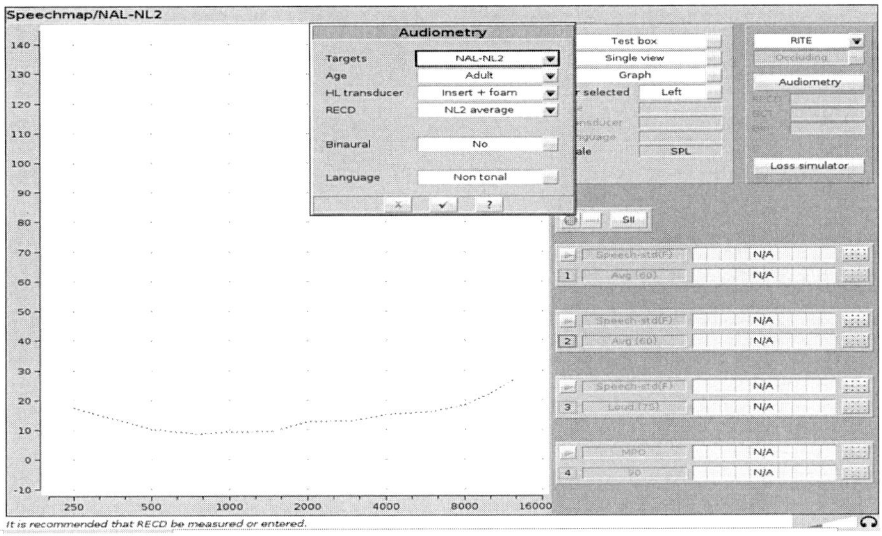

[그림 5-3] 청력손실 시뮬레이터 설정 화면

❸ 대상자의 기도역치, 골도역치, 불쾌음량레벨(Uncomfortable Loudness Level, ULL) 등을 고려하여 청력도를 입력합니다. 만약 측정되지 않은 값이 있다면 빈칸으로 두어도 됩니다.

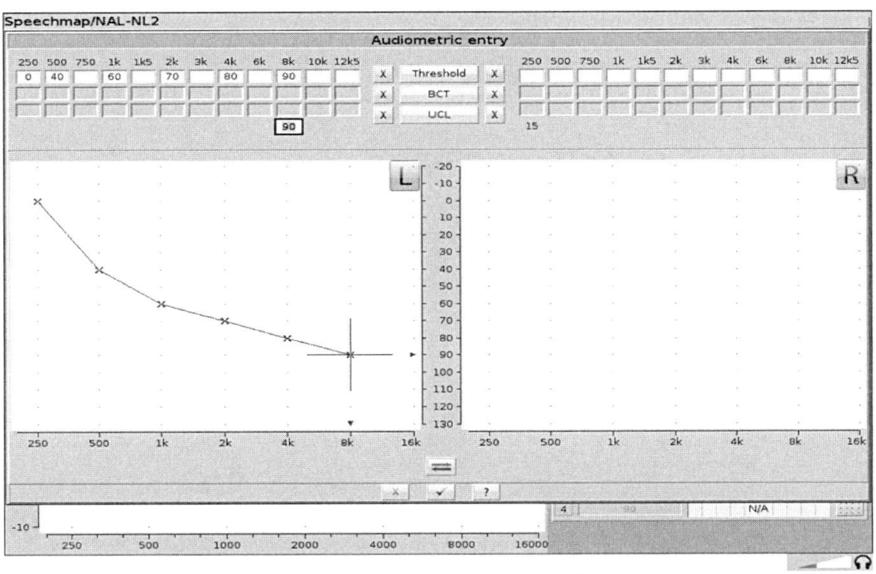

[그림 5-4] 청력손실 시뮬레이터 청력도 입력 화면

❹ 청력도를 입력한 후에 「Loss simulator」을 통해 시뮬레이션 시 보고자 하는 조건(난청의 타입, 보청기 착용 전, 보청기 착용 후, 정상 청력)에 맞는 메뉴들을 선택합니다.

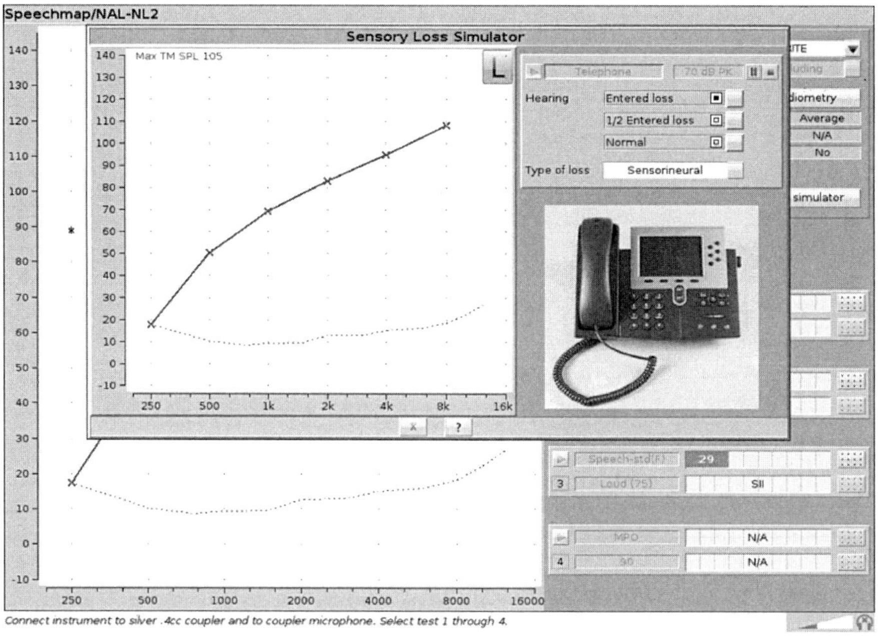

[그림 5-5] 청력손실 시뮬레이터 조건 설정 화면

❺ 제시하고자 하는 소리를 선택하고 「▶」 버튼을 클릭하면 입력된 청력을 기준으로 들을 수 있는 소리와 듣지 못하는 소리를 시각적, 청각적으로 확인 가능합니다.

• 결과 및 해석 방법 1

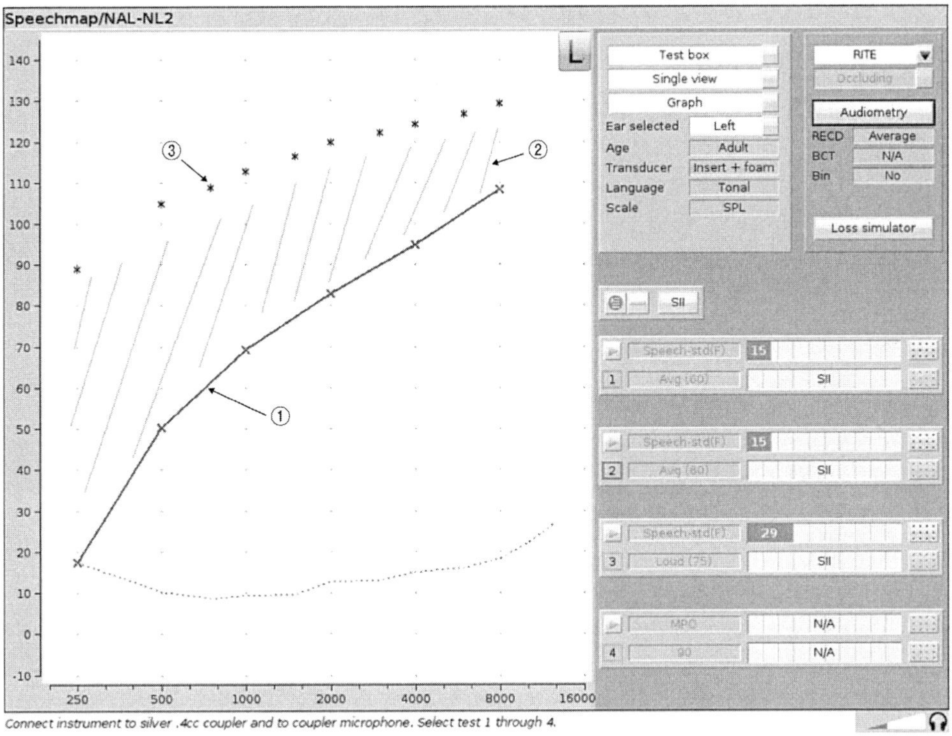

- 위 화면은 「Audiometry」 버튼을 통해 대상자의 기도역치를 입력하였을 때의 화면입니다. x 축은 주파수 범위(0-16000 Hz), y 축은 출력값(dB SPL)을 나타냅니다. 가장 아래의 검정색 점선은 주파수별 정상청력역치를 나타내며, 중간의 굵은 ①번 곡선은 입력한 청력역치를, 맨 위의 별표(③)는 평균 불쾌음량레벨을 나타냅니다. ②번 영역은 청자의 가청영역을 나타냅니다.
- 만약 불쾌음량레벨을 입력하지 않았을 경우 자동으로 평균 추정값이 표시됩니다.
- 위 화면은 250 Hz에서 정상, 500 Hz에서 경도난청, 1000 Hz에서 중고도난청, 2000-4000 Hz에서 고심도난청, 8000 Hz에서는 심도난청을 보이며 급경사형의 청력손실을 가진 대상자의 청력이 입력되어 있음을 알 수 있습니다.

[그림 5-6] Speechmap에서 청력도 해석 방법

주의할 점 **Speechmap에 표시된 청력도 해석 시 주의사항**

• y 축 단위가 dB SPL인지 dB HL인지 반드시 확인해야 합니다.

• 빗금 부분(②)은 난청자의 가청역동범위(audible Dynamic Range, DR)를 뜻합니다. 가청역동범위는 대상자의 최소가청역치와 불쾌음량레벨까지의 범위를 의미하며 소

리를 인지하는데 중요한 역할을 합니다. 이는 제시하는 소리가 역동범위 안에 들어오지 않으면 대상자는 소리를 들을 수 없음을 의미합니다. 또한 보청기를 통해 증폭된 소리는 빗금 친 역동범위 안에 들어가도록 증폭해야 난청자가 소리를 들을 수 있음을 알 수 있습니다.

• 결과 및 해석 방법 2

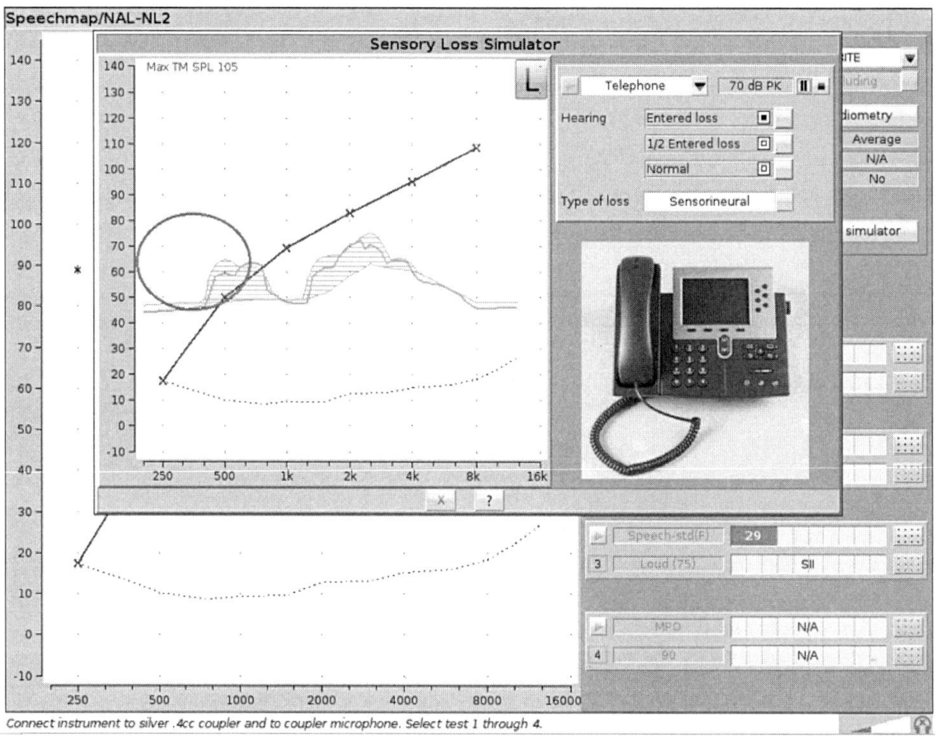

- 위 화면은 Sensory Loss Simulator 화면에서 「Entered loss」를 선택하였을 때입니다. 「Entered loss」는 보청기 착용 전을 의미하며, 빗금 영역은 전화 소리에 대한 주파수 및 강도에 대한 정보를 나타냅니다.
- 해당 청력도의 경우 원으로 표시된 영역의 전화기 소리만 들을 수 있다는 것을 시각적, 청각적으로 확인할 수 있습니다.

[그림 5-7] 청력손실 시뮬레이터에서 기준을 「Entered loss」 설정 시 결과와 해석

• 결과 및 해석 방법 3

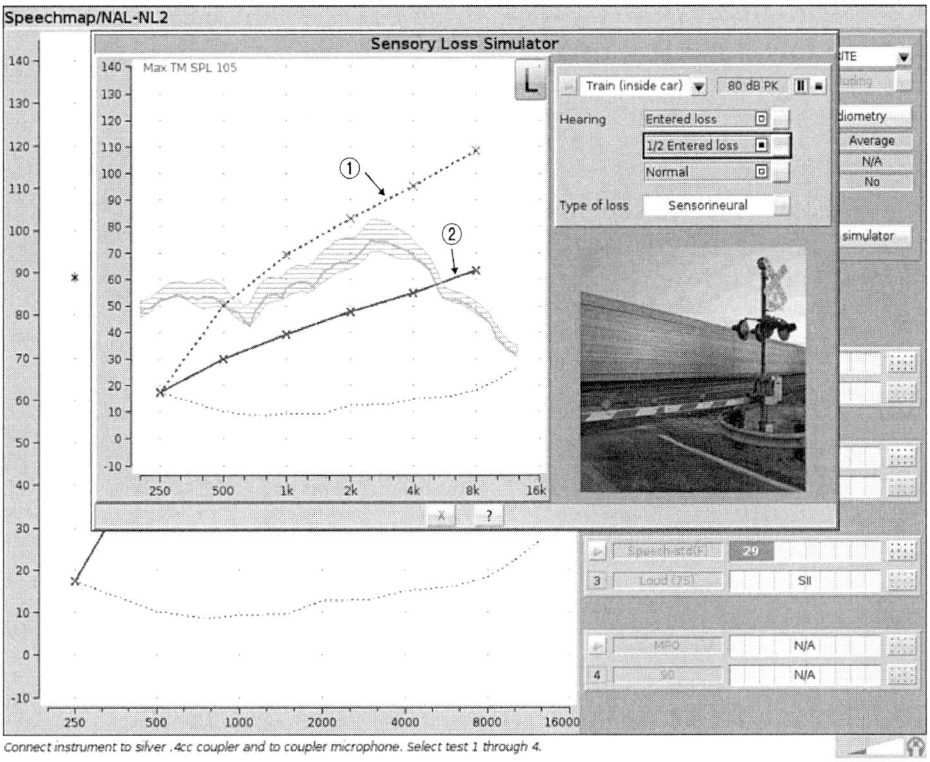

- 위 화면은 Sensory Loss Simulator 화면에서 「1/2 Entered loss」를 선택하였을 때입니다. 「1/2 Entered loss」는 보청기 착용 상황을 미리 시뮬레이션 해보는 기능으로 ①번 점선은 보청기 착용 전 청력을 의미하며, ②번 곡선은 보청기 착용으로 인해 개선된 청력을 의미합니다.
- 그림을 보면 보청기 착용을 통해 들을 수 있는 소리 범위가 대폭 개선될 수 있음을 확인할 수 있습니다.

[그림 5-8] 청력손실 시뮬레이터에서 기준을 「1/2 Entered loss」 설정 시 결과와 해석

• 결과 및 해석 방법 4

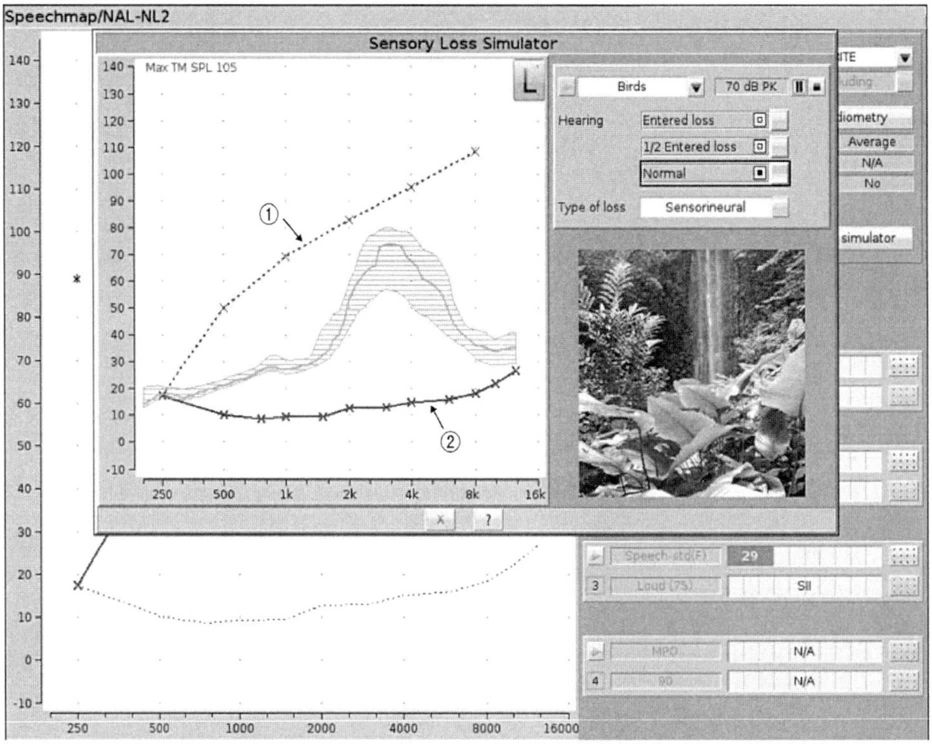

▪ 위 화면은 Sensory Loss Simulator 화면에서 「Normal」(정상 청력)을 선택하였을 때입니다. ①번 점선은 보청기 착용 전 청력, ②번 곡선은 「Audiometry」에 입력한 청력과는 관계없이 일반적인 정상 청력을 의미합니다.

▪ 그림을 보면 정상청력을 가진 사람에 비해 난청을 가진 대상자가 소리를 어떻게 듣는지 시청각적으로 확인할 수 있습니다.

[그림 5-9] 청력손실 시뮬레이터에서 기준을 「Normal」 설정 시 결과와 해석

TIP 청력손실 시뮬레이션 필요성

이러한 시청각 시뮬레이션 과정을 통해 난청자와 특히 보호자에게 난청에 대한 이해를 돕고 보청기 착용의 이점을 시각적 또는 청각적으로 제시하여 좀더 전문적인 상담과 정보를 제공할 수 있는 것이 청력손실 시뮬레이터의 주요한 기능이라 할 수 있습니다.

주의할 점 청력손실 시뮬레이터의 보청기 이득값을 실제 보청기 착용효과로 볼 수 있나요?

청력손실 시뮬레이터 기능은 입력된 청력에 기반하여 손실의 정도와 보청기를 통해 얻을 수 있는 이득의 정도를 시뮬레이션하는 것으로 실제 보청기 착용 효과와 일치한다고 볼 수는 없습니다. 따라서 상담 시 청각전문가가 아닌 보호자나 난청자와 같은 일반인의 이해를 돕는 목적으로 사용하여야 하며 실제 보청기 착용 결과와 다를 수 있음을 명심해야 합니다. 특히 보청기는 여러 청취환경, 어음변별, 성능수준에 따라 다양한 결과의 차이가 나타날 수 있고 개인별 차이도 크게 나타날 수 있음을 반드시 상담과정에서 이해시켜야 합니다.

Authors' Remarks

난청 아동의 부모 및 난청을 가진 대상자의 배우자는 난청인의 어려움을 공감하기 매우 어렵습니다. 일반적으로 난청을 가진 보호자의 공감과 이해는 난청인에 대한 빠른 중재를 이끌 수 있어 청능재활 단계에서 보호자 상담은 매우 중요한 역할을 담당하고 있습니다. 청능사의 상담 과정에서 다양한 청각적 지식과 상담에 필요한 정보를 제공한다 할지라도 난청인의 보호자는 대상자의 난청 정도가 어떠한 어려움을 초래하고 있는지 공감하기 어려울 수 있습니다. 이때 보청기 성능분석기의 '청력손실 시뮬레이터' 기능을 활용하면 난청인의 보호자는 해당 대상자가 난청으로 인해 다양한 소리를 어떻게 청취하고 있는지 간접적으로 체험해 볼 수 있습니다. 예를 들어, 고주파수 난청 시뮬레이션의 경우, 새 소리가 매우 작게 들리거나 거의 들리지 않는 간접체험을 통해 난청인이 얼마나 청취에 어려움을 느끼는지 확인할 수 있습니다. 또한 건청인의 청취 상황과 보청기 착용 시의 예상 효과도 체험할 수 있어 보호자의 이해를 돕는데 유용하게 활용할 수 있습니다. 물론 이 기능은 시뮬레이션이기 때문에 난청인의 실제 상황 및 실제 보청기 착용효과를 보여주지는 않습니다. 하지만 보호자 또는 가족들이 난청인의 어려움을 간접적으로 체험할 수 있다는 점에서 '청력손실 시뮬레이터'는 상담과정에서 매우 유용한 도구로 사용될 수 있을 것입니다.

References

Etymonic Design. (2016, November 29). *Audioscan Verifit® User's Guide 4.16.* Audioscan. Retrieved from https://www.audioscan.com/en/verifit2/

Zurek, P. M., & Desloge, J. G. (2007). Hearing loss and prosthesis simulation in audiology. *The Hearing Journal, 60(7)*, 32-33.

Vicen-Bueno, R., Gil-Pita, R., Utrilla-Manso, M., & Alvarez-Perez, L. (2007). A hearing aid simulator to test adaptive signal processing algorithms. *In 2007 IEEE International Symposium on Intelligent Signal Processing.* Alcala de Henares, Spain Interacoustics. (2019). The affinity2.0 fitting made efficient. Retrieved from https://www.interacoustics.com/hearing-aid-fitting/analyzer/affinity/8102137-int_affinity_brochure_v4_03_2019%20(1).pdf

Smith, K. E. (2006). One Of The Best Kept Secrets For Patient Satisfaction. Insight in Practice. Retrieved from https://otometrics.natus.com/products-services/aurical

청각학 전공생을 위한 실습 연습

주 제	조 & 조장이름	이 름
Verifit: Sensory loss simulator		

** 수업목표: Sensory loss simulator의 이해와 활용

1. Sensory loss simulator란?
   :

2. Sensory loss simulator operation
   A. Press 〈test → Sensory loss simulator〉
   B. Audiogram 입력
   C. 메뉴보고 환경을 다양하게 변화하여 변화되는 특성 비교
      - Moderate HL Vs Severe HL (본인이 설정한 청력도 기술)
        :
      - 소리에 따른 비교 (두, 세가지 소리를 비교하여 변화의 특성을 작성)
        :
      - 난청의 타입에 따른 차이 (SNHL Vs CHL)
        :
      - 환자 상담시, Sensory loss simulator이 어떻게 활용 될수 있다고 생각 하나요?
        :

** 주의할 점 및 배운 점

CHAPTER 6

실이대커플러차 (Real-Ear to Coupler Difference, RECD)

실이대커플러차는 실이증폭이득(Real-Ear Aided Gain, REAG)과 커플러이득(Coupler Gain, CG) 값의 차이(REAG-CG)를 의미합니다. 표준화된 용적으로 제작된 커플러를 사용하여 보청기 적합을 실시할 경우, 성인의 평균 외이도 용적을 반영한 보청기 적합이 가능합니다. 하지만, 개인별로 외이도 용적은 다양할 수 있으며 특히, 아동의 경우에는 평균 성인과 다른 외이도 용적을 가진 경우가 많습니다. 이런 경우, 주파수별 실이공명이득(Real-Ear Unaided Gain, REUG)의 차이로 인하여 보청기 적합 시에 적절한 증폭량을 제공하는데 어려움이 발생할 수 있습니다. 따라서 보청기 착용자의 외이도 용적과 커플러 용적간의 차이를 계산하는 실이대커플러차는 적절한 주파수별 증폭량을 설정하는데 유용한 정보를 제공할 수 있습니다. 본 Chapter에서는 0.4cc 커플러를 활용한 실이대커플러차의 측정 절차와 결과, 해석방법에 대하여 소개하고자 합니다.

I 실이대커플러차 목적

실이대커플러차 측정 목적은 성인 평균 외이도 용적(커플러)과 개인별 외이도 용적 차이를 측정하고 그 값을 보청기 이득 설정에 반영하여 개인별 외이도 특성을 반영한 실이삽입이득(Real-Ear Insertion Gain, REIG)을 산출하는데 있습니다.

관련지식 **RECD와 WRECD(wideband RECD)의 차이**(ANSI S3. 46, 2013; Popelka et al, 2016)

최근 보청기 제품 중 10 kHz 이상 대역을 사용하는 광대역 보청기가 출시되고 있습니다. 기존 실이대커플러차 측정은 8 kHz까지만 신뢰도가 유지되는 한계를 보였으며,

이를 해결하기 위하여 광대역 주파수 범위에 대한 측정이 가능한 WRECD가 제안되었습니다. WRECD는 12.5 kHz까지 신뢰도가 유지된다고 보고하고 있으며, WRECD 측정 시 사용하는 커플러는 보청기 형태에 따른 영향을 최소화할 수 있는 0.4cc를 사용합니다.

Ⅱ 언제 실시하는가?

실이대커플러차 측정은 주로 보청기 적합 단계에서 활용할 수 있습니다.

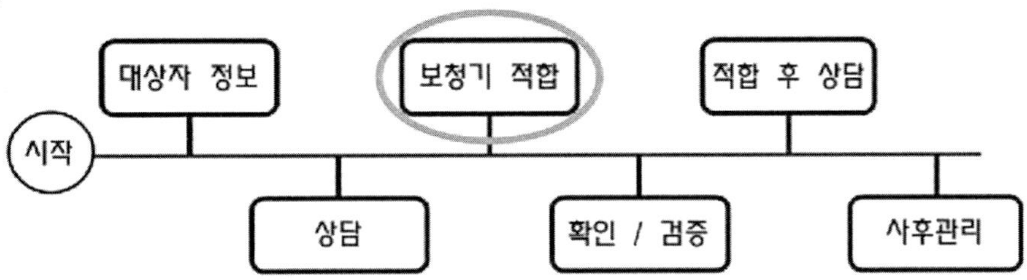

[그림 6-1] 보청기 적합 절차 내 WRECD 측정 시행 단계

Ⅲ 준비물

- 보청기 성능분석기(hearing aid analyzer)
- 보청기
- 보청기 연결 장치
- 컴퓨터
- 보청기 소프트웨어

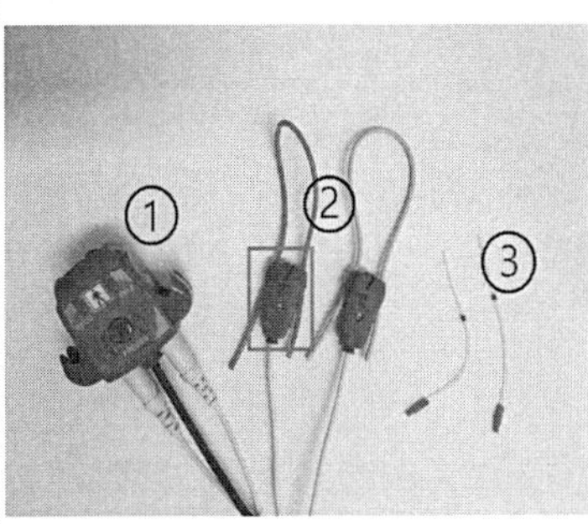

▪ 프로브 모듈(probe module)

① 프로브 도크(probe dock): 두 개의 송화기와 RECD transducer, tele-test handset을 장착할 수 있습니다.

② 프로브 송화기(probe microphone): 좌측(빨간색), 우측(파란색) 두 개의 귀걸이(lanyard)로 구성되어 있습니다. 빨간색 네모박스 위치에 기준 송화기가 있습니다.

③ WRECD 프로브 튜브(probe tube): 송화기 위에 놓아 보정하며 실제 귀에 삽입하여 사용합니다. 검은색 점은 마커(marker)라 불립니다. 마커는 프로브 튜브의 앞부분이 고막의 앞쪽에 적절한 위치에 놓여 있을 때, 외이도의 일정 부분을 마커로 표시하면 고막과 프로브 튜브 간의 간격을 검사 내내 유지할 수 있게 도와줍니다.

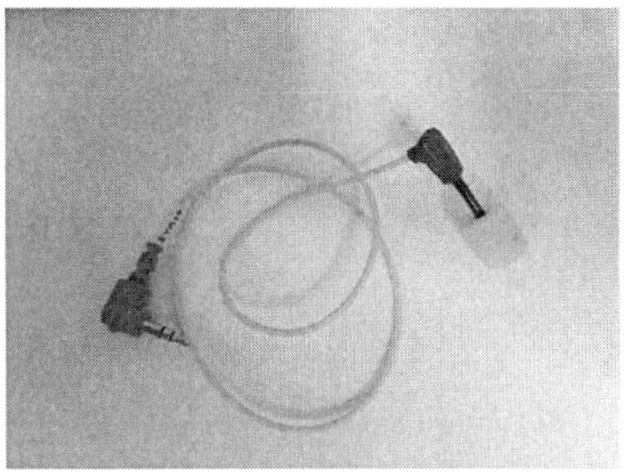

- WRECD transducer: 외이도에 착용하여 실이대커플러차를 측정하기 위한 도구입니다. 보정을 할 때는 이어팁을 빼고 커플러에 장착하여 사용하며, On-ear mode의 실이대커플러차를 측정할 때는 이어팁(ear tip)이나 몰드(mold)를 사용하여 측정합니다.

[그림 6-2] 실이대커플러차 측정 시 사용되는 구성품

Ⅳ 실습 절차

	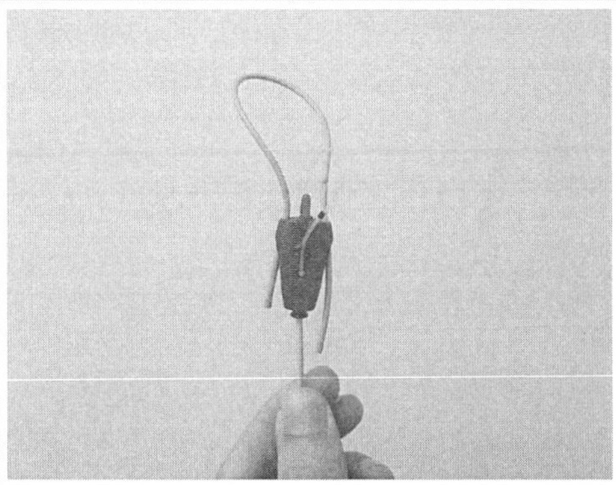
Step 1. Test box mode 보정을 실시합니다. Test box mode 보정에 대한 정보는 Chapter2를 참고해주세요.	Step 2. 기준 송화기(reference microphone) 중앙에 WRECD 프로브 튜브의 끝이 오게 위치시킵니다.
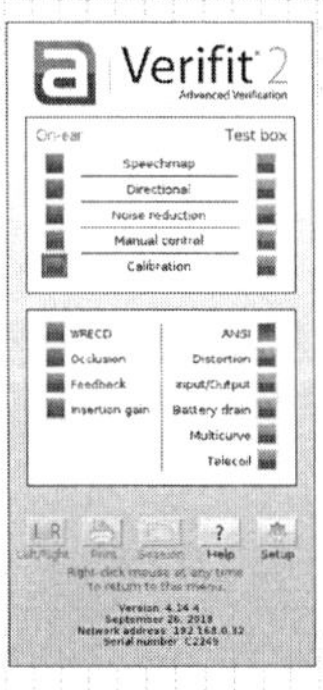	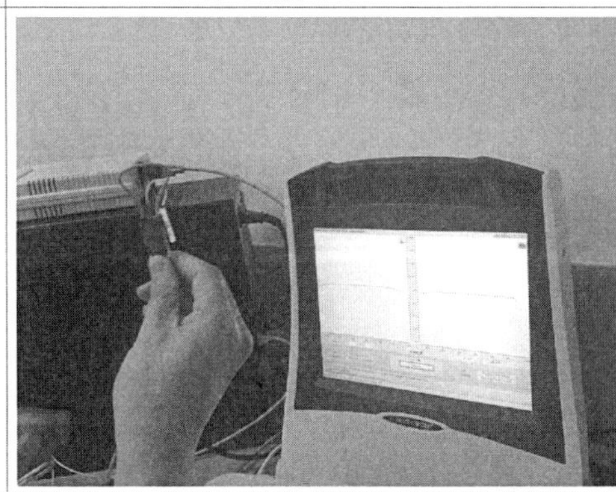
Step 3. On-ear 메뉴 중 「Calibration」을 선택합니다.	Step 4. Test box의 스피커 정면에서 15-90cm 거리에 프로브 모듈(probe module)을 위치시킵니다.

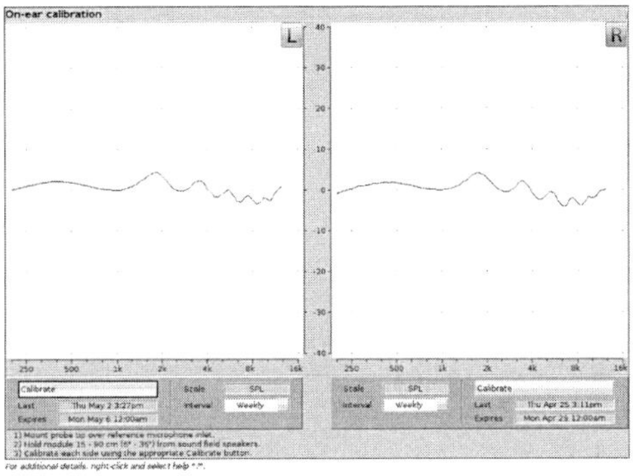

Step 5. 보정 간격 메뉴 중 「Daily」를 선택한 후, 「Calibrate」을 선택해 보정을 진행합니다. 물결무늬가 +/- 5 dB 범위이면 정상으로 간주합니다.

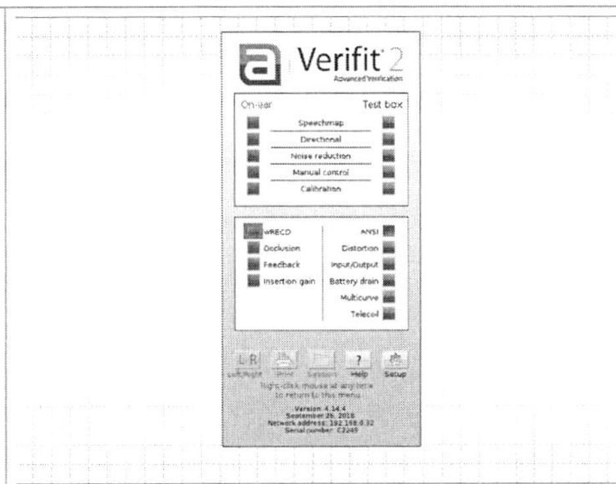

Step 6. On-ear calibration 진행 후 On-ear mode 메뉴 중 「WRECD」을 선택합니다.

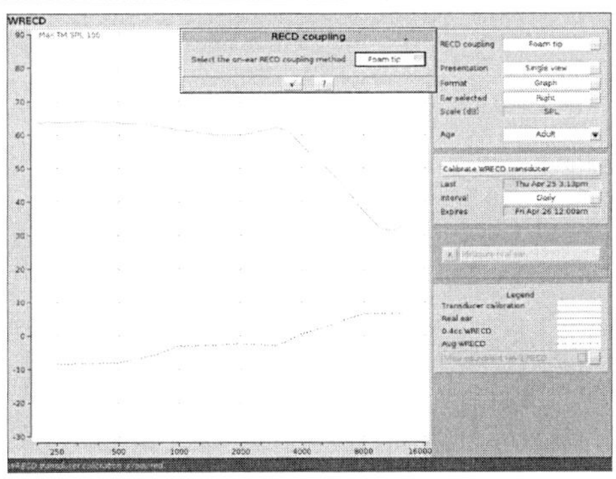

Step 7. RECD coupling에서 「Foam tip」을 선택한 후 Presentation, Format Ear selected, Age를 설정합니다.

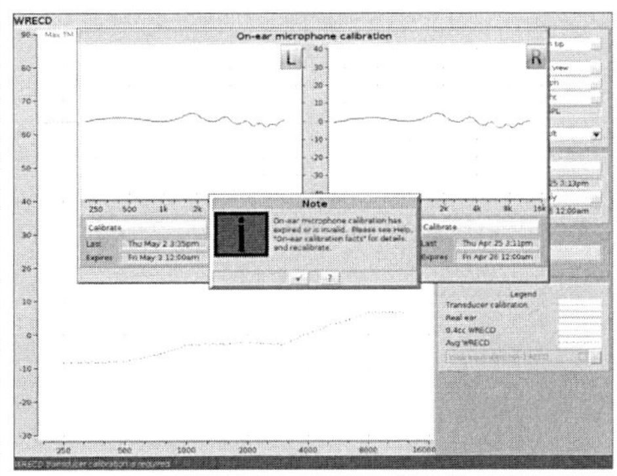

Step 8. 우측 「Calibrate WRECD transducer」을 선택합니다.

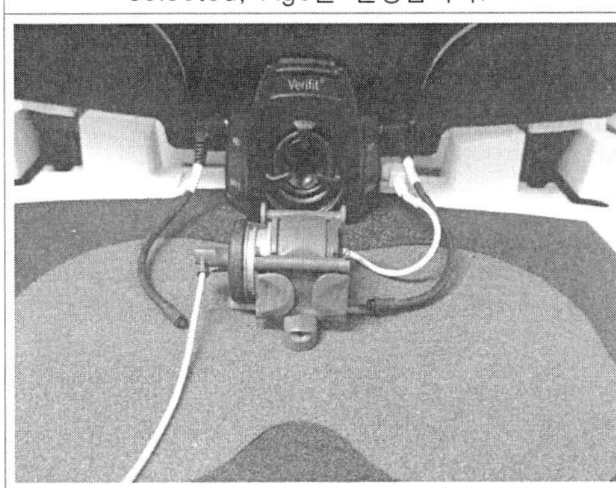

Step 9. WRECD transducer의 줄을 0.4cc 커플러에 장착한 후 Test box에 위치시킵니다.

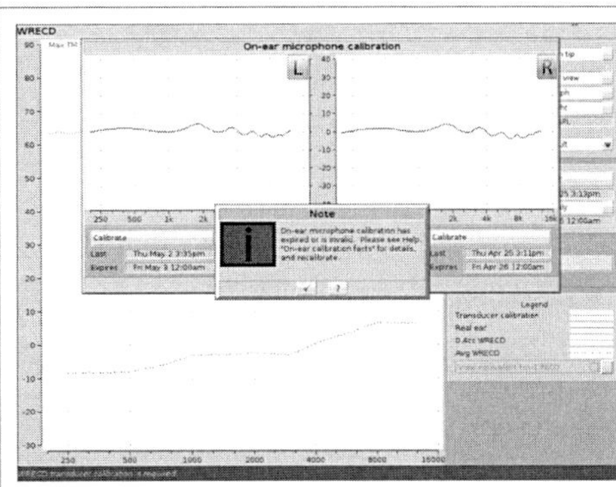

Step 10. 「✓」 버튼을 클릭하여 보정을 진행합니다. 보정이 실패하였다고 NOTE 팝업창이 뜨면 재보정 후 진행합니다.

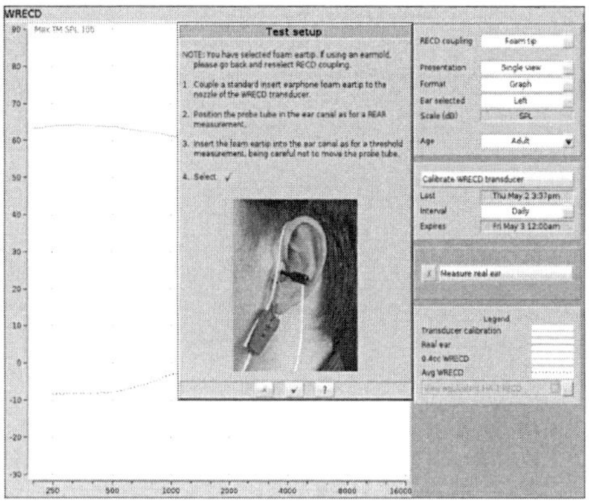

Step 11. 「Measure real ear」를 선택합니다.

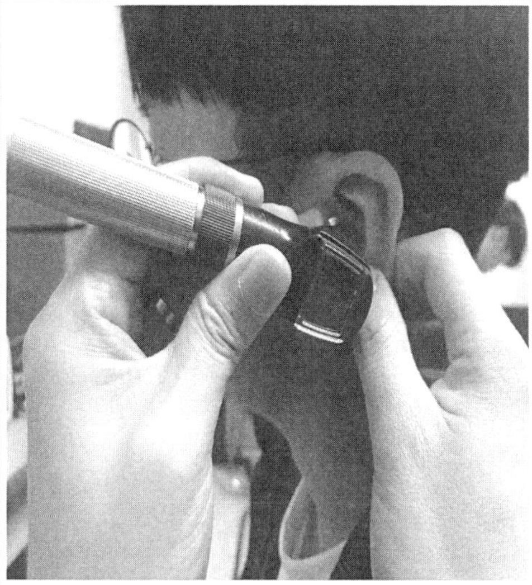

Step 12. 실이대커플러차 측정 전 대상자의 귀에 이경을 사용하여 귀지나 상처가 없는지 외이도 상태를 확인합니다.

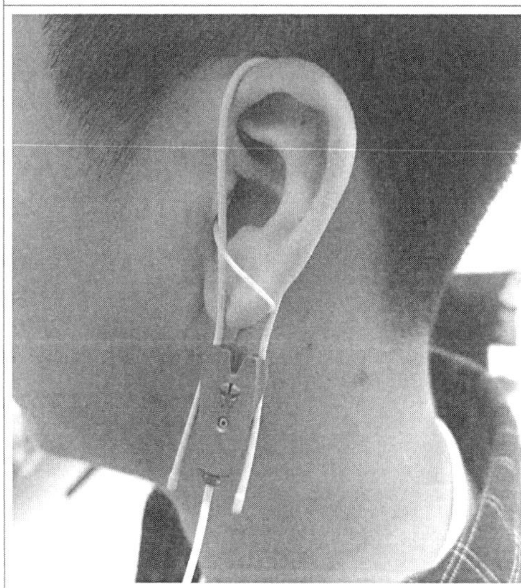

Step 13. 프로브 도크의 송화기 고리를 귀에 걸고 프로브 튜브를 고막으로부터 2-5mm 되는 거리에 위치시킵니다. 이때 송화기는 귀 바깥쪽에 위치하도록 합니다.

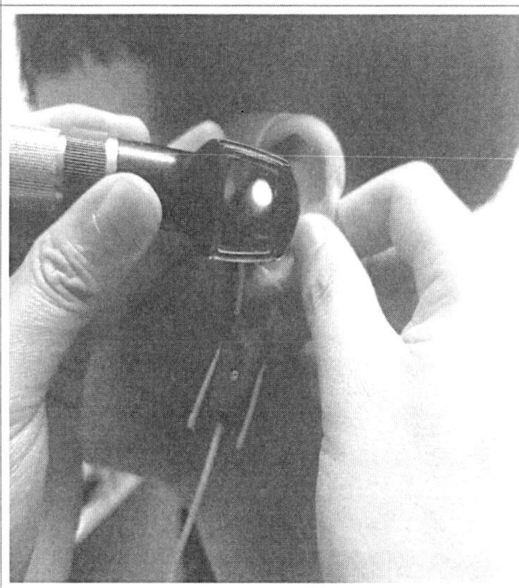

Step 14. WRECD의 마커를 이주(tragus)에 위치시킨 후 이경을 사용하여 확인합니다.

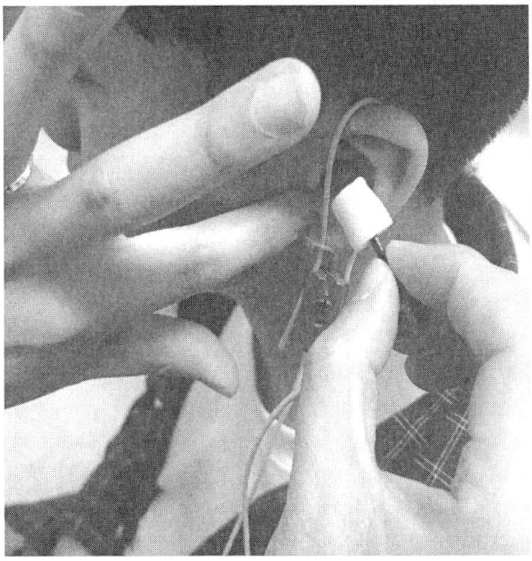	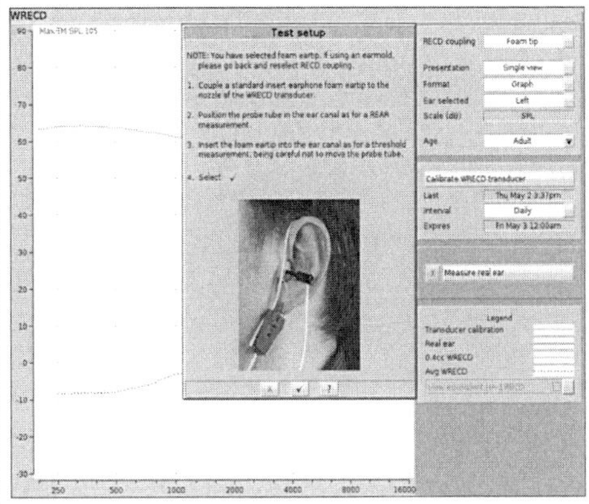
Step 15. 삽입한 프로브 튜브가 움직이지 않도록 마커를 손으로 눌러 고정하고 이어팁을 눌러 귀에 삽입합니다. 이때 마커는 이주 위에서 고정되어야 합니다.	Step 16. 「✓」 버튼을 클릭하여 검사를 진행합니다.

[그림 6-3] 실이대커플러차 측정 방법

TIP 실이대커플러차 결과 값 이상 시 해결 방법(Bagatto, 2001)

• 2000 Hz 이상의 고주파수 대역에서 실이측정 값이 떨어질 때 (roll-off):

WRECD가 외이도 내에 깊숙하게 위치하지 않았을 경우 발생할 수 있습니다. 이때는 프로브 튜브를 고막에서 5mm 거리에 위치하도록 재조정합니다. 프로브 튜브가 이물질로 막혔을 경우에도 발생할 수 있습니다. 이때는 프로브 튜브를 새것으로 교체하여 실이대커플러차 측정을 실시합니다.

• −1부터 −9 dB SPL로 나올 때 (negative):

이어팁이 외이도에 맞게 팽창하지 않았거나 깊숙이 위치하지 않았을 경우 생길 수 있습니다. 이때는 이어팁이 완전히 팽창하도록 하거나 큰 사이즈의 이어팁으로 바꿉니다. 이어몰드를 사용하였을 경우, 프로브 튜브와 이어몰드 사이에 틈이 발생하거나 환기구(vent)에 틈이 생겨 문제가 발생할 수 있습니다. 이때는 프로브 튜브와 몰드가 밀착하도록 위치를 재조정합니다.

• −10부터 −15 dB SPL로 나올 때 (large negative):

고막천공이 있거나 PE(Pressure Equivalent) 튜브를 삽입하였을 때 이러한 문제가 발생할 수 있습니다. 이때는 정상적인 결과로 간주할 수 있습니다.

• 저주파수, 중주파수 결과가 증가 할 때

중이에 액체가 유출(effusion)되었을 때 발생할 수 있습니다. 이때는 정상적인 결과로 간주할 수 있습니다.

TIP **대상 별 평균 프로브 튜브 길이**(Audioscan, 2016)

• 성인 여성: WRECD 끝에서 약 28mm
• 성인 남성: WRECD 끝에서 약 30mm
• 유소아: WRECD 끝에서 약 20~25mm

• 결과 및 해석 방법

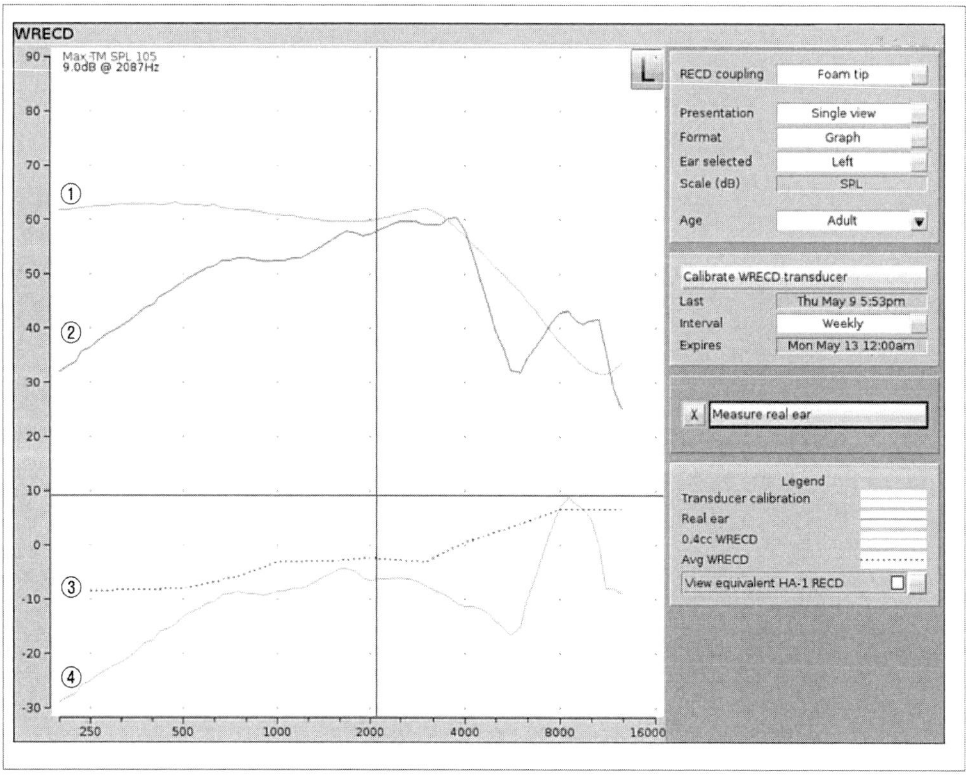

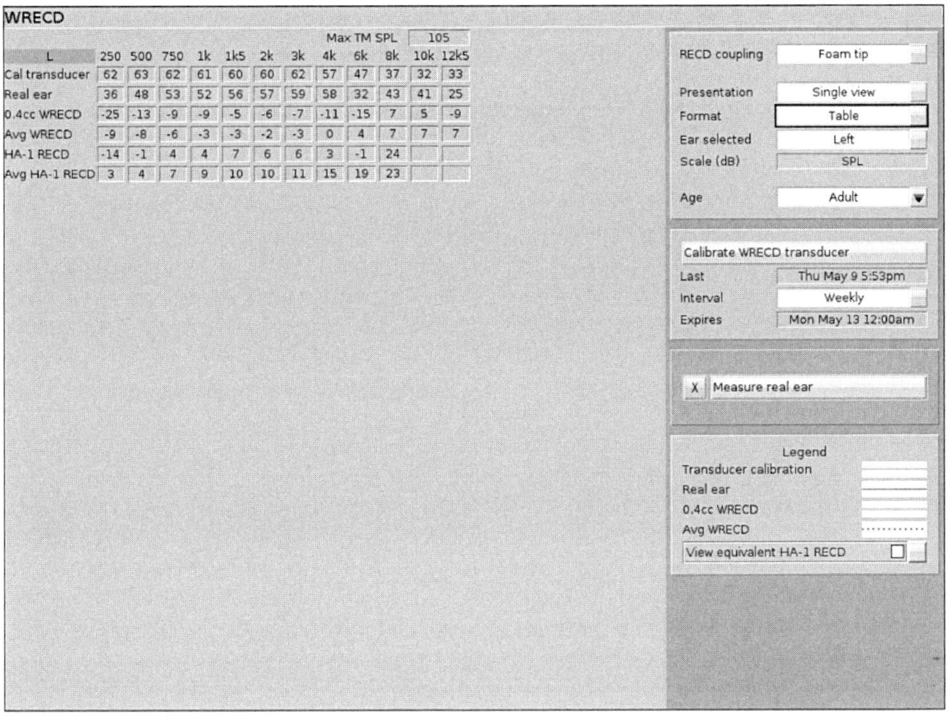

WRECD

Max TM SPL 105

L	250	500	750	1k	1k5	2k	3k	4k	6k	8k	10k	12k5
Cal transducer	62	63	62	61	60	60	62	57	47	37	32	33
Real ear	36	48	53	52	56	57	59	58	32	43	41	25
0.4cc WRECD	-25	-13	-9	-9	-5	-6	-7	-11	-15	7	5	-9
Avg WRECD	-9	-8	-6	-3	-3	-2	-3	0	4	7	7	7
HA-1 RECD	-14	-1	4	4	7	6	6	3	-1	24		
Avg HA-1 RECD	3	4	7	9	10	10	11	15	19	23		

- x 축은 주파수(125-16000 Hz)를 나타내며 y 축은 출력값(dB SPL)을 나타냅니다.
- ①번 곡선은 transducer calibration, ②번 곡선은 real ear 측정 값을 나타냅니다. 0.4cc WRECD는 ③번 곡선으로 표시되며 ④번은 Avg. WRECD 값을 의미합니다. 1000-4000 Hz에서는 Avg. WRECD 목표값에 맞춰졌으나 나머지 주파수 대역에서는 비교적 출력이 낮음을 확인할 수 있습니다.
- Table은 커플러측정(Cal. transducer), 실이측정(real ear), 0.4cc 커플러를 사용한 RECD 측정값(0.4cc WRECD), 평균 RECD(Avg. RECD), HA-1 RECD, Avg. HA-1 RECD 값을 주파수(125-12000 Hz)별로 표시합니다.
- 측정된 RECD 결과 값의 경우 (-) 결과가 나온 주파수 대역은 보청기 소리조절 소프트웨어에 입력을 하면 증폭 이득이 상승하며, 반대로 (+) 결과가 나온 대역은 이득의 감소가 나타나는 것을 확인할 수 있습니다.

[그림 6-4] 실이대커플러차 검사에 대한 결과와 해석

Authors' Remarks

실이대커플러차는 청능사 및 청각전문가들이 보청기 착용자의 외이도 내 음향 특성을 보청기 적합 결과에 반영하기 위한 목적으로 사용하는 측정법입니다. 전통적인 관점에서의 실이대커플러차는 개인의 외이도 용적과 표준 용적(예: 2 cc 커플러) 간 차이에 따른 음향 특성 변화만을 고려하였습니다. 따라서 표준 용적과 차이가 큰 외이도 용적을 가진 아동이 주요한 고려 대상이었으며, 성인은 상대적으로 보청기 적합 단계에서 이 과정을 생략하는 경우가 많았습니다. 하지만 최근 미국청각교육협회(American Academy of Audiology)에서는 음압레벨(sound pressure level)에서의 청력 역치 추정 및 커플러 측정에서 보청기 출력을 예측할 때 실이대커플러차이가 보청기 출력 결과의 예측값 산출에 중요한 역할을 할 수 있다고 보고하고 있습니다. 예를 들어, 실이 측정(Real-Ear Measurement) 상황에서 대상자의 청력 역치는 순음검사에 의한 청력 역치, 기준등가임계음력레벨, 실이대커플러차의 합을 의미합니다. 따라서 대상자의 실이대커플러차이 값은 정확한 실이측정을 위해 아동은 물론 성인에게도 유용한 측정법이 될 수 있습니다. 대부분의 보청기 성능분석기는 실이대커플러차이를 측정하고 또 보청기 적합 시에 실이대커플러차이 값을 자동으로 반영할 수 있는 기능을 포함하고 있습니다. 따라서 청능사 및 청각전문가가 각 보청기 성능분석기의 매뉴얼에서 제공하는 실이대커플러차 측정법 및 보청기 적합 내 실이대커플러차이 값의 반영 방법을 잘 숙지한다면 실이대커플러차를 활용하여 보다 정확한 보청기 적합을 실시할 수 있을 것입니다.

References

American National Standards Institute. (2013). Methods of measurement of Real-ear performance characteristics of hearing aids (ANSI S3. 46-2013).

Bagatto, M. P. (2001). Optimizing your RECD measurements. *The Hearing Journal, 54*(9), 32-36.

Etymonic Design. (2016, November 29). Audioscan Verifit® User's Guide 4.16. Audioscan. Retrieved from https://www.audioscan.com/en/verifit2/

Popelka, G. R., Moore, B. C., Fay, R. R, & Popper, A. N., (2016). *Hearing Aids.* (pp.59-92). Switzerland: Springer.

청각학 전공생을 위한 실습 연습

주 제	조 & 조장이름	이 름
RECD measure		

**수업목표: RECD measure의 절차와 검사 결과의 해석

RECD measure

A. RECD Setting
B. Press 〈Test → On-ear measures → RECD〉
C. Pick [Measure coupler] and [Continue]
D. Probe module 준비 (Calibration 항상 우선 실시)
E. 다음과같이 setting (여러분이 찍은 셋팅 사진 촬영 후 첨부)
F. Pick [Measure Real ear] and [Continue]
G. 결과해석

** 여러분 RECD 첨부

** 주의할 점 및 배운 점
:

CHAPTER 7 On-ear mode를 이용한 성능분석

Test box mode는 커플러를 통해 보청기 성능과 적합 결과를 평가하는 방법이라면, On-ear mode는 프로브 송화기(probe microphone)을 외이도 내 고막 앞까지 삽입하여 측정하는 방법으로 실이측정(Real-Ear Measurement, REM)으로 표현하기도 합니다. On-ear mode는 Test box mode의 커플러(coupler)를 통해 표준화하여 측정하는 것이 아니라 사람마다 차이를 나타낼 수 있는 이개(auricle)의 모양과 공명(reasonance), 외이도의 공명 등을 반영합니다. 이러한 On-ear mode는 American Academy of Audiology(AAA)의 Audiological practice guidance에서도 보청기 적합 및 검증 시 사용할 것을 권고하고 있습니다(AAA, 2015). 본 Chapter에서는 On-ear mode의 여러 측정 항목 중 소음감소(noise reduction)기능, 음향되울림(feedback) 측정 절차와 해석방법에 대하여 소개하고자 합니다.

I On-ear mode의 목적

❶ Noise reduction: 보청기를 착용하고 프로브 송화기를 위치한 상태에서 보청기의 소음 감소기능의 작동유무, 반응시간, 감소 정도를 확인

❷ Feedback: 보청기를 착용하고 프로브 송화기를 위치한 상태에서 음향되울림 발생 여부 및 발생 주파수 및 강도를 확인하고 보청기의 음향되울림 제거(cancellation) 기능의 작동유무를 확인

관련지식 On-ear mode의 종류

- 전통적인 On-ear mode: 제시음으로 swept tone이나 합성 잡음(composite noise)을 이용하며 실이공명반응(Real-Ear Unaided Response, REUR), 실이폐쇄반응(Real-Ear

Occluded Response, REOR), 실이증폭반응(Real-Ear Aided Response, REAR)을 측정

- Speechmap: 국제어음시험신호(International Speech Test Signal, ISTS), live voice 또는 녹음 음원(어음 및 다양한 환경음)을 이용하는 등 실생활 상황을 반영하여 측정(Mueller & Picou, 2010).

Ⅱ 언제 실시하는가?

On-ear mode는 보청기 적합, 확인/검증 및 사후관리에서 실시할 수 있습니다.

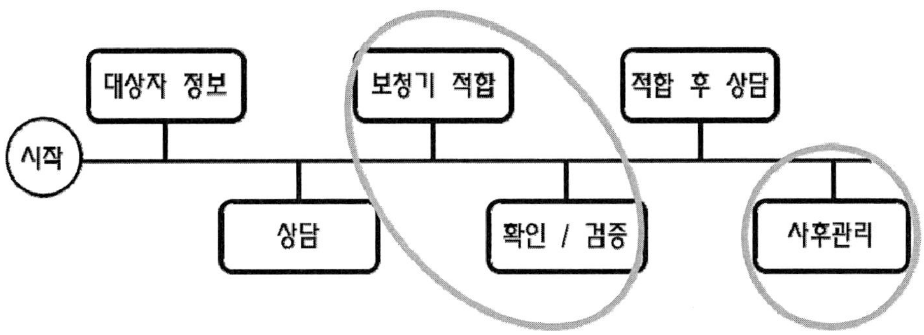

[그림 7-1] 보청기 적합 절차 내 On-ear mode 시행 단계

Ⅲ 준비물

- On-ear mode 측정기
- 프로브 송화기
- 프로브 팁(probe tip)
- 보청기

Ⅳ On-ear mode 절차

❶ Noise reduction 측정

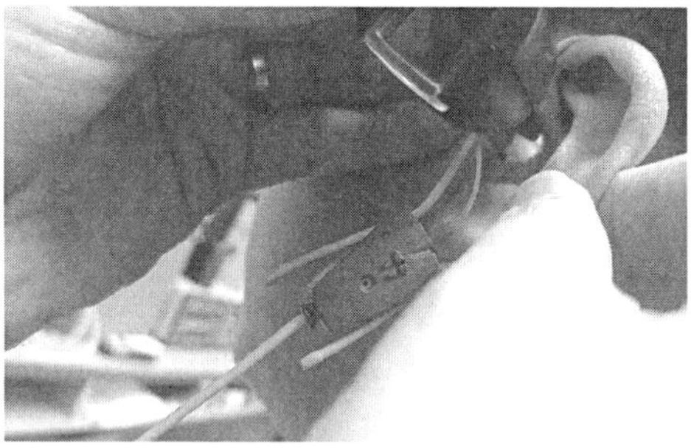	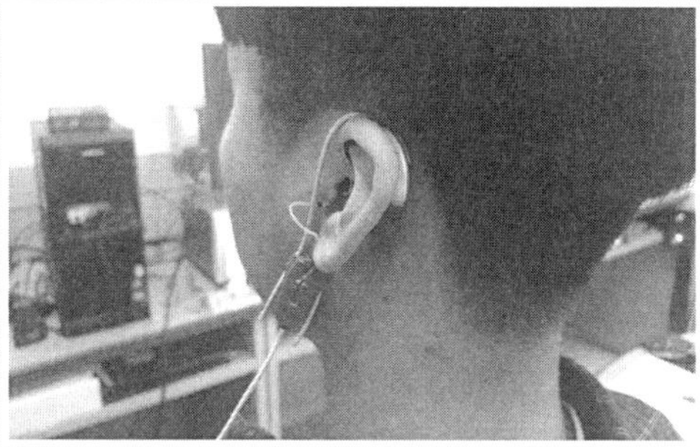
Step 1. 프로브 송화기를 보정 후 삽입합니다. (프로브 송화기 보정 방법은 Chapter 6 참고).	Step 2. 프로브 튜브(probe tube)가 외이도로 더 들어가거나 빠지지 않게 주의하여 보청기를 착용해줍니다.
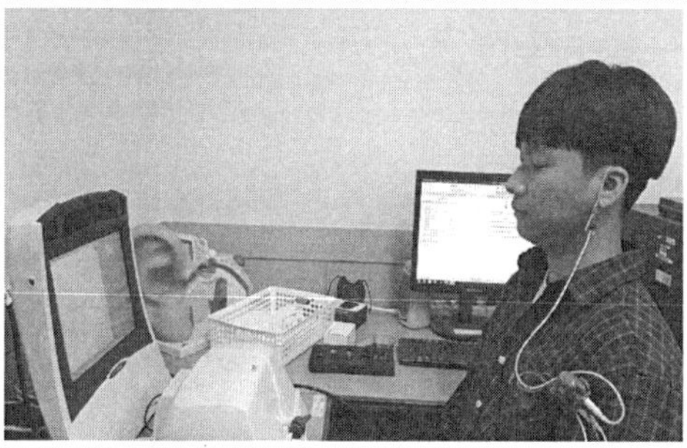	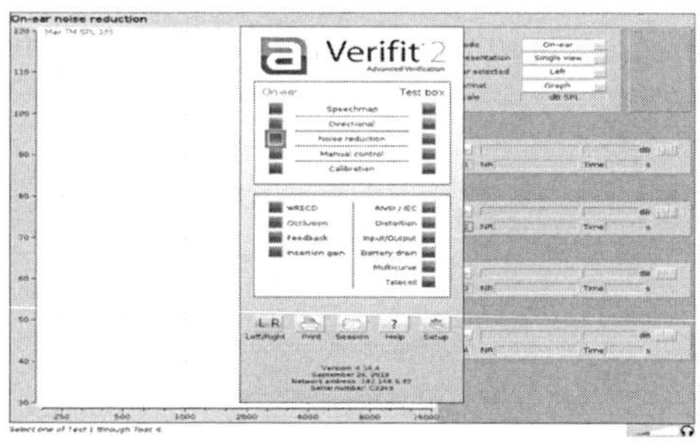
Step 3. 보청기 성능분석기 앞에 대상자를 정면으로 위치시킵니다 (측정 각도 및 거리는 장비 매뉴얼에 따름).	Step 4. 보청기 삽입 후 On-ear mode 메뉴 중 「Noise reduction」을 선택합니다.
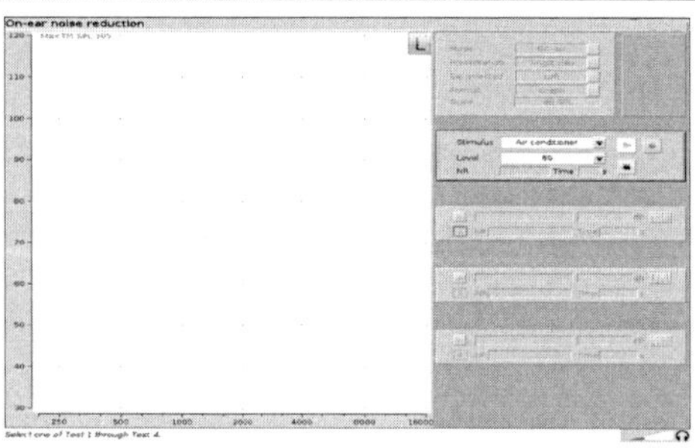	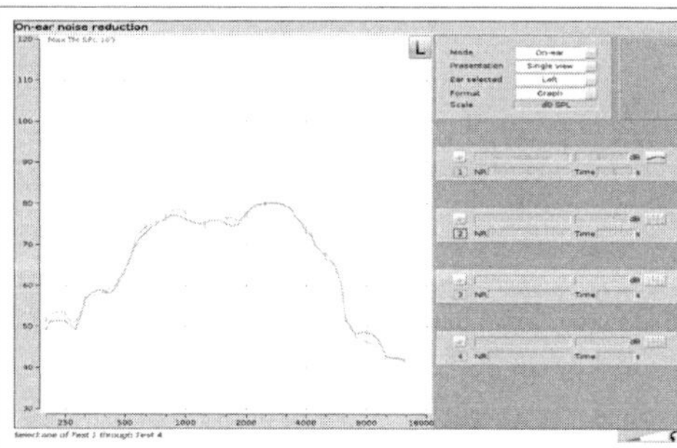
Step 5. 측정하고자 하는 Stimulus와 Level을 설정합니다 (Step 4.이후의 과정은 Chapter 4의 ② Noise reduction 측정 과정과 동일합니다).	Step 6. 세팅 완료 후 「▶」 버튼을 클릭하여 검사를 진행합니다. 굵은 곡선(소음감소기능이 작동되지 않은) 그래프의 변화가 안정되면 「●」 버튼을 클릭하여 소음감소기능 검사를 실시합니다.

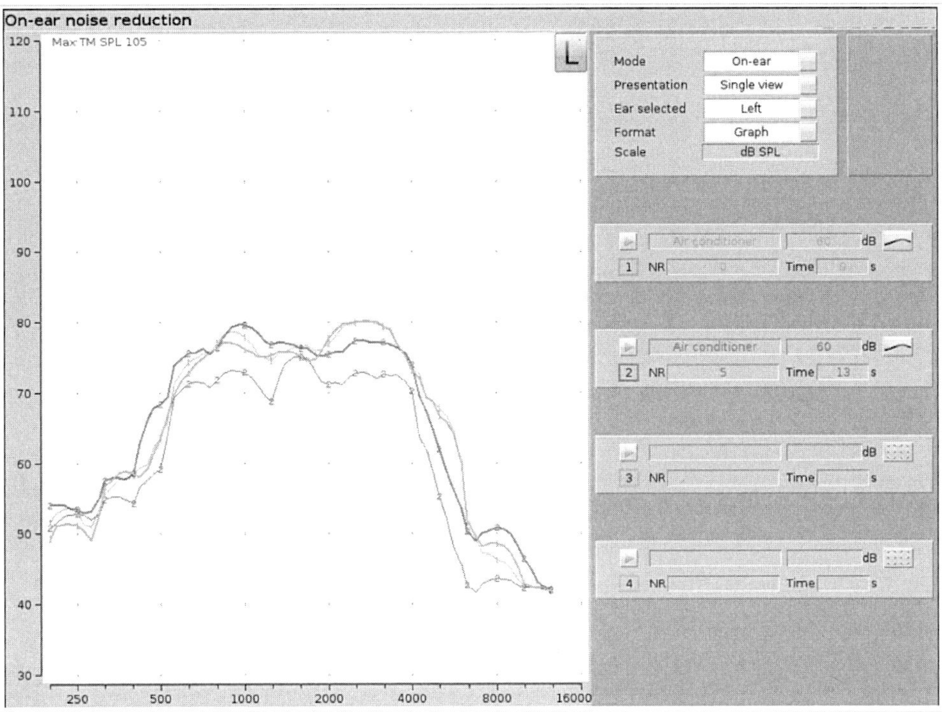

Step 7. 검사 시 일정 시간(약 30초)이 지나면 얇은 곡선의 그래프가 안정화되는 반응을 보이는 것을 확인할 수 있습니다. 검사는 최대 4번까지 진행할 수 있으며, 검사 진행 후 「[버튼]」 버튼을 클릭하여 필요한 검사 결과만 활성화시킬 수 있습니다.

[그림 7-2] On-ear mode 소음감소기능 측정 방법

관련지식 소리가 제시되는 각도에 따른 이개와 외이의 공명 효과

프로브 송화기의 보정 및 On-ear mode 측정 시 반드시 해당 장비의 매뉴얼에서 제시하는 각도와 거리에서 측정해야 하는 이유는 측정 각도에 따라 이개와 외이의 공명 효과가 다르게 나타나기 때문입니다(Killion & Revit, 1987).

• 결과 및 해석 방법

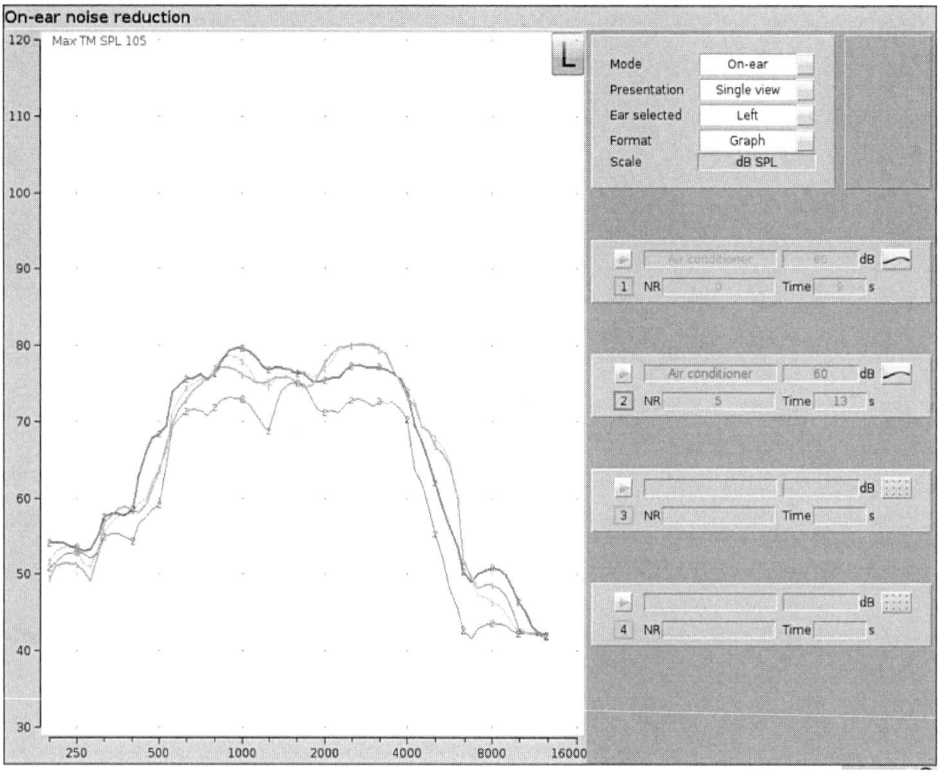

- Test box mode와 마찬가지로 소음감소기능을 활성화시켰을 때와 비활성화시켰을 때의 출력 곡선을 확인할 수 있습니다.
- 실이측정 상에서의 다양한 소음원에 대해 소음감소기능이 어떻게 보청기 적합에 영향을 미치는지를 확인하고 적합 및 상담에 반영할 수 있습니다.
- 자세한 설명은 Chapter 4의 ② Noise reduction 측정에 기재되어 있는 결과 및 해석 방법을 참고하세요.

[그림 7-3] On-ear mode 소음감소기능 결과와 해석

주의할 점 **소음감소기능 확인 시 주의 사항**

보청기의 소음감소기능은 보청기 브랜드, 보청기 등급에 따라 작동하는 범위와 기준이 다를 수 있습니다. 따라서 소음감소기능을 측정할 경우 제시되는 소음을 20–30초 정도 충분한 시간 동안 제공하여야 하며 소음감소기능이 정상적으로 작동하여 출력 곡선이 충분히 안정화되었을 때 측정을 종료해야 합니다.

❷ Feedback 측정

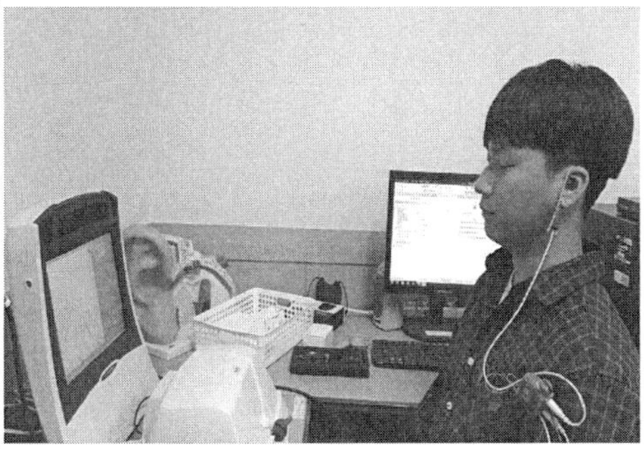	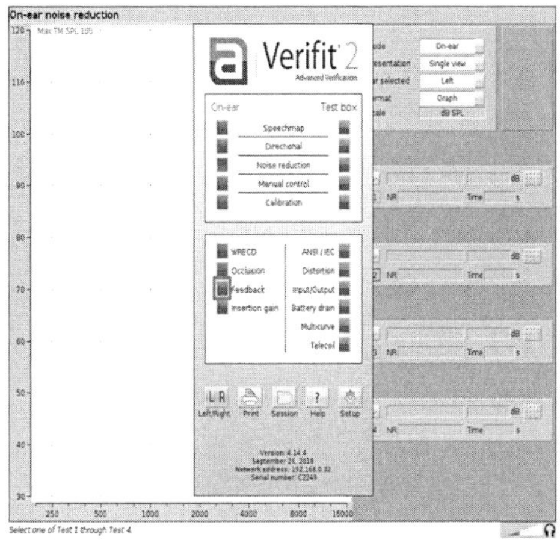
Step 1. 프로브 송화기를 보정하고 프로브 튜브와 보청기를 착용한 대상자를 정면으로 위치시킵니다.	Step 2. 보청기 삽입 후 On-ear mode 메뉴 중 「Feedback」을 선택합니다.
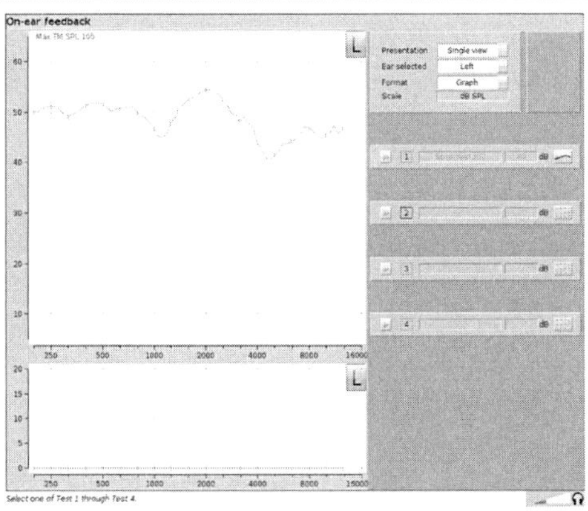	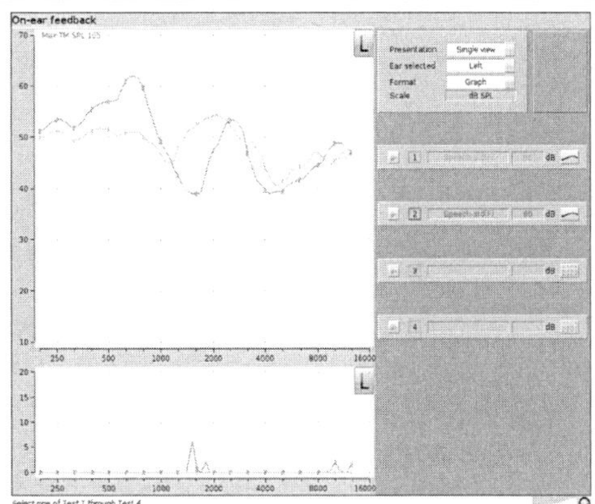
Step 3. 「」 버튼을 클릭하여 검사를 진행합니다. 그래프의 변화가 안정되면 「」 버튼을 클릭하여 음향되울림 검사를 실시합니다.	Step 4. 검사는 최대 4번까지 진행할 수 있으며, 검사 진행 후 「」 버튼을 클릭하여 필요한 검사 결과만 활성화시킬 수 있습니다.

[그림 7-4] On-ear mode 음향되울림 측정 방법

- 결과 및 해석 방법

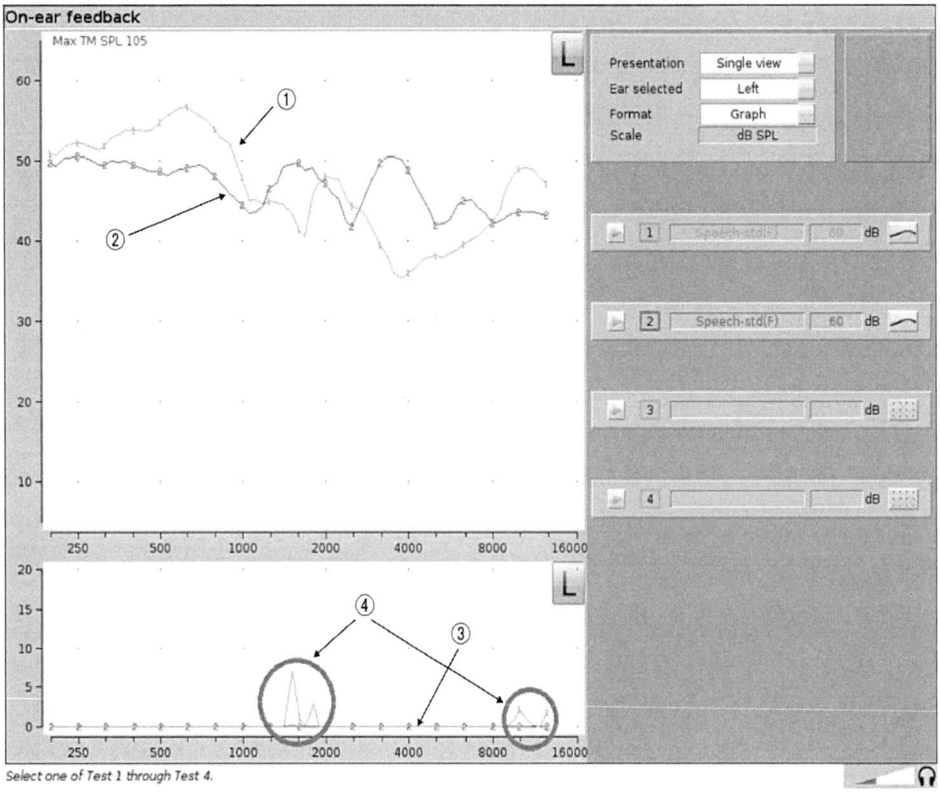

- 위 화면은 보청기의 음향되울림 검사를 실시하였을 때의 결과 화면입니다. x 축은 주파수 (0-16000 Hz)를 나타내며 y 축은 출력값(dB SPL)을 나타냅니다.
- 화면 상단의 ②번 곡선은 어음(speech) 자극음을 60 dB SPL로 주었을 때의 출력값을 나타내고 ①번 곡선은 보청기에서 음향되울림이 생성되게 상황을 만든 후, Speech 자극음을 60 dB SPL로 주었을 때의 출력값을 나타냅니다.
- 화면 하단의 ③번 곡선은 어음 자극음을 60 dB SPL로 주었을 때의 음향되울림값을 나타내고 ④번 곡선은 보청기에서 음향되울림이 생성되게 상황을 만든 후, 어음 자극음을 60 dB SPL로 주었을 때의 음향되울림 값을 나타냅니다.
- 화면 하단에 보이는 ③번 곡선을 보면 음향되울림이 없는 반면에 ④번 곡선을 보면 1600 Hz와 10000 Hz에서 음향되울림이 발생한 것을 알 수 있습니다. 따라서 청능사는 음향되울림 정도를 확인하고 몰드(mold) 교체 유무와 해당 이득 조절 등의 대처방안을 마련할 수 있습니다.

[그림 7-5] On-ear mode 음향되울림 검사에 대한 결과와 해석

Authors' Remarks

보청기 적합과정에서 성능분석기를 활용하는 방법은 측정 환경에 따라 크게 두 가지로 나눌 수 있습니다. 첫 번째는 Test box mode에서 측정하는 것입니다. 보청기 착용자의 개별적인 특성 반영은 할 수 없지만 보청기 자체의 증폭기능, 소음감소기능을 포함한 특수 기능의 작동 유무는 물론 대상자의 청력 역치 등과 같은 기본 정보를 미리 입력하여 적합 결과를 예측해 볼 수 있습니다. 또 다른 활용법은 On-ear mode에서 보청기 착용자의 개별적인 특성(외이도 용적, 소리민감도 등)을 반영하여 보청기의 기능을 평가하는 것입니다. 아무리 Test box mode에서 예상 적합 결과가 좋았어도 실제 사람이 보청기를 착용하게 되면 착용자의 개별 특성에 따라 보청기의 출력을 비롯한 특수 기능의 효과정도는 다양하게 나타날 수 있습니다. 일반적으로 On-ear mode는 보청기 착용자 개별 특성 및 주변 환경 등 더 많은 요소들이 보청기 적합 결과에 영향을 줄 수 있기 때문에 Test box mode에서의 예상 결과보다 적은 보청기 이득 효과가 나타날 수 있습니다. 예를 들어, 소음감쇄기능의 경우, Test box mode에서 10 dB SNR이상의 감쇄효과가 나타나도 On-ear mode에서는 5 dB SNR이상 효과를 보기 어려운 경우를 종종 발견할 수 있습니다. 청능사 및 청각전문가는 이런 측정 환경에 따른 차이를 당연하게 받아들이기 보다는 보청기 착용자가 Test box mode에서 기대했던 효과를 보청기 착용자가 누릴 수 있도록 왜 On-ear mode에서 효과가 떨어졌는지 분석하고 원인을 파악하는 접근이 요구됩니다. 보청기의 외형, 재질, 돔의 크기 및 종류는 적당한지, 적절한 실이대커플러차 값이 반영되었는지, 착용자의 보청기 사용 경험에 따른 증폭량이 설정되었는지 등 수많은 요소들을 분석하고 원인을 찾는 과정이 요구되는데 이것은 정확한 지식을 기반으로 수많은 시행착오와 임상경험을 통해서만 습득할 수 있을 것입니다.

References

AAA (2015, June). American Academy of Audiology Clinical Practice Guidelines. AAA. Retrived from https://www.audiology.org/sites/default/files/PractGuidelineAdultsPatientsWithSNHL.pdf

Etymonic Design. (2016, November 29). *Audioscan Verifit® User's Guide 4.16.* Audioscan. Retrieved from https://www.audioscan.com/en/verifit2/

Mueller, H. G., & Picou, E. M. (2010). Survey examines popularity of real-ear probe-microphone measures. *The Hearing Journal, 63(5),* 27-28.

Killion, M. C., & Revit, L. J. (1987). Insertion gain repeatability versus loudspeaker location: You want me to put my loudspeaker where. *Ear Hear, 8*, 68S-73S.

청각학 전공생을 위한 실습 연습

주 제	조 & 조장이름	이 름
Verifit: On-ear measure		

**수업목표: On-ear measure의 메뉴의 이해와 결과해석

1. Terminology
   - Real-Ear Unaided Response (REUR):
   - Real-Ear Unaided Gain (REUG):
   - Real-Ear Aided Response (REAR):
   - Real-Ear Aided Gain (REAG):
   - Real-Ear Saturation Response (RESR):
   - Real-Ear-to-Coupler-Difference (RECD):

2. Speaker set-up
   A. Press 〈setup-Speakers〉
   B. Pick [Internal] Vs [External]
   C. Press 〈Continue〉
      - 방향성 검사 시, 외부스피커로 셋팅하고 보청기 착용자의 뒷쪽에 위치

3. calibration of On-ear probe microphone
   A. Press 〈Test → On-ear measures → Calibration〉
   B. Probe tube를 다음과 같이 위치

   C. Probe module을 외부 스피커로부터 15-90cm정도 직선으로 떨어진 거리에 고정시킴.

   D. Pick 〈Calibrate〉

*물결무늬가 제대로 된 보정그래프
**여러분이 시행한 결과 첨부

4. Positioning the client
   - 조용한 환경, 착용자와 외부 스피커 거리 45-90cm (정면)
   - 외부 스피커주변에 벽이나 장애물이 약 1.5m정도 거리에 있어야 함
   - 후방스파커도 정면에 위치한 스피커와 같은 위치로 배치

5. Positioning the probe tube
   - Otoscope으로 외이도 및 고막 재확인
   - 새로운 Probe tube사용하여 Black marker를 tube의 끝에서 28mm (성인 여성), 30mm (성인 남성), 20-25mm (아동)으로 조절하여 귀에 삽입 (Black marker)가 보이는 지점까지 삽입
   - 외부 스피커를 정면에 두게 위치

6. 위의 그림과 같이 Probe tube는 더이상 귀속으로 들어가지 않게 하면서 보청기를 삽입함.

7. On-ear Directional testing (test box measure방식에서 배운지식을 응용)
   - 그래프 해석
     :

8. On-ear feedback test (test box measure방식에서 배운지식을 응용)
   - 그래프 해석

:

9. On-ear Noise reduction test (test box measure방식에서 배운 지식을 응용)
  - Air conditioning 상황 (작은소리 Vs 큰소리)별 차이를 기술
    :

** 주의할 점 및 배운 점
  :

CHAPTER 8 Speechmap I: Test box mode

Speechmap은 다양한 어음을 사용하여 제시음의 주파수별 에너지 분포를 표시하고, 보청기 착용자의 청력 역치에서 요구되는 주파수별 증폭의 정도를 결정할 수 있게 도와줄 수 있는 프로그램입니다. 또한 보청기 소프트웨어에서의 조절 결과를 실시간으로 확인할 수 있으며 착용자와 실시간으로 소리에 대한 반응을 확인할 수 있습니다. Speechmap은 On-ear mode와 Test box mode에서 실시할 수 있으며 On-ear mode는 실제 대상자의 귀를 통한 반응을 측정하며 Test box mode에서의 Speechmap은 커플러를 통하여 실이대커플러차(Real-Ear-to-Coupler Difference, RECD)와 보청기의 마이크 위치 효과를 포함하는 반응을 측정합니다. Test box mode에서의 Speechmap 과정을 통하여 난청인이 보청기 센터를 방문하기 전 청각 전문가가 먼저 시행해 봄으로써 입력음압에 따른 목표(target) 이득 값을 예측할 수 있는 장점이 있습니다. 본 Chapter에서는 Test box mode에서 Speechmap에 대한 측정 절차와 결과를 분석하는 방법에 대하여 소개하고자 합니다.

I Test box mode에서 Speechmap의 목적

보청기 착용자에게 Speechmap을 진행하기 전에 Test box mode에서 착용자의 청력도를 바탕으로 적절한 주파수별 이득을 설정할 수 있습니다.

II 언제 실시하는가?

Test box mode에서 Speechmap 평가는 주로 보청기 적합 단계에서 활용할 수 있습니다.

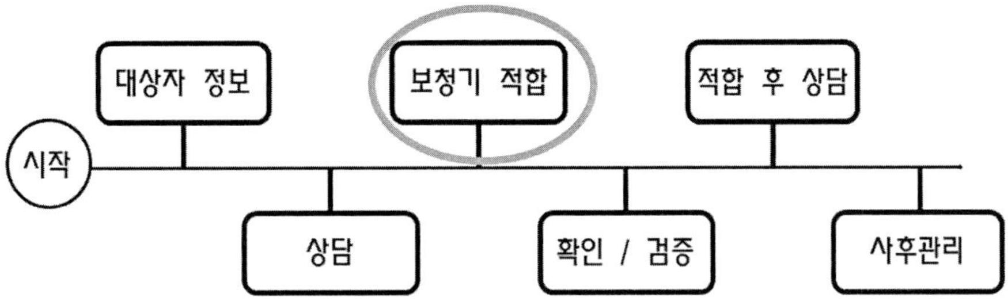

[그림 8-1] 보청기 적합 절차 내 Test box mode Speechmap 시행 단계

Ⅲ 준비물

- 보청기 성능분석기(hearing aid analyzer)
- 보청기
- 보청기 연결 장치
- 컴퓨터
- 보청기 소프트웨어

Ⅳ 실습 절차

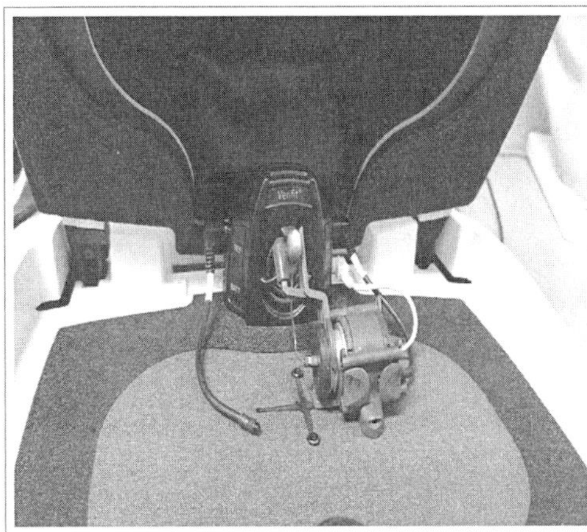	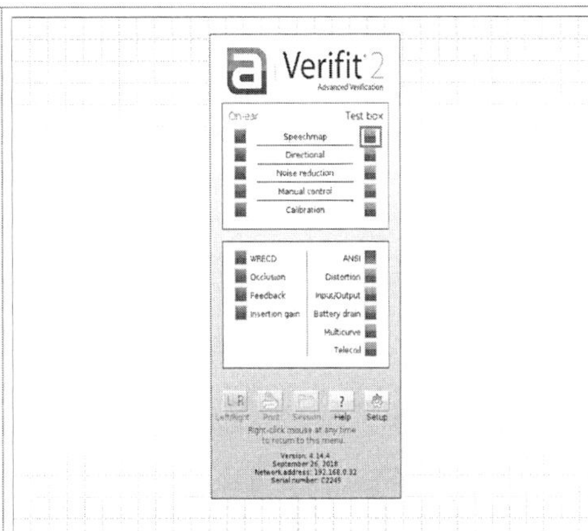
Step 1. 보청기 연결 장치의 케이블과 보청기를 연결하고 보청기 소프트웨어에서 보청기 설정을 Test mode로 선택합니다(Chapter3 참고).	Step 2. 보청기 연결 후 Test box mode 메뉴 중 「Speechmap」을 선택합니다.

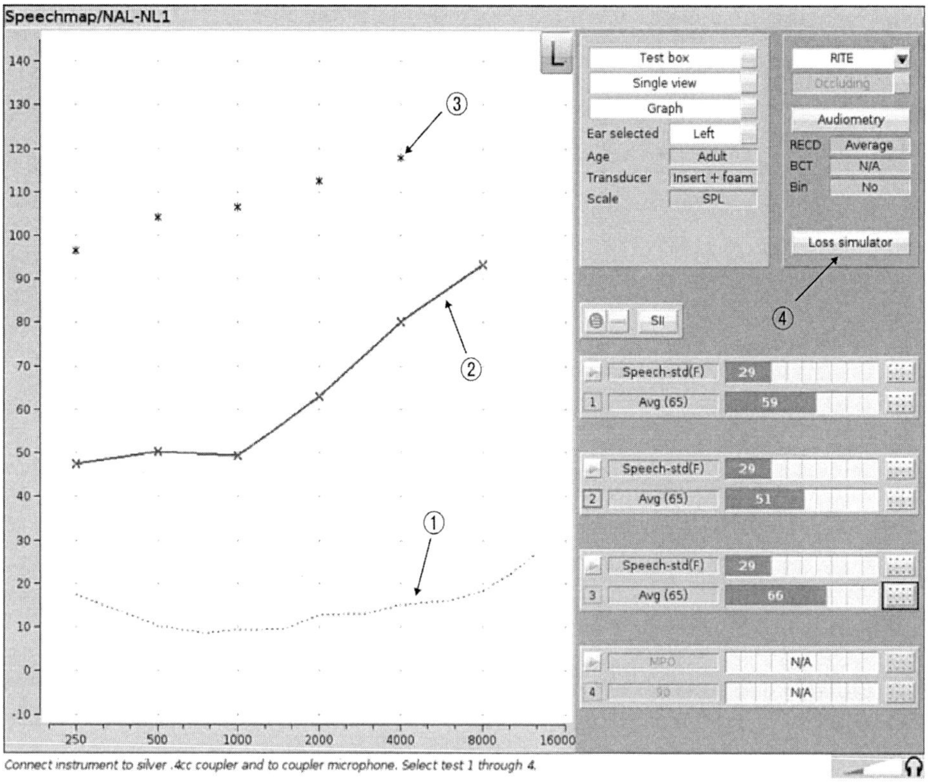

Step 3. 작은 말소리 수준(soft speech level, 55 dB SPL), 보통 말소리 수준(average speech level, 65 dB SPL), 큰 말소리 수준(loud speech level, 75 dB SPL), 최대출력(Maximum Power Output, MPO) 중 측정하고자 하는 입력수준의 「▶」 버튼을 클릭하여 검사를 진행할 수 있습니다.

[그림 8-2] Test box mode Speechmap 측정 방법

TIP Test box mode의 Speechmap 화면 구성에 대한 정보

- [그림 8-2]의 Step 3 그림에서 왼쪽 그래프의 ①번 점선은 성인의 평균 정상 청력역치, ②번 곡선은 대상자의 청력 역치, ③번 별표(*)는 대상자의 청력 수준에서 추정되는 불쾌음량레벨(Uncomfortable Loudness Level, ULL)을 나타냅니다.
- 우측 상단의 회색 박스에서 측정 방식을 「Test box」 또는 「On-ear」로 변경할 수 있으며, 화면을 「Single view」, 「Dual view」로 볼 수 있습니다. 또한, 결과를 「Graph」, 「Table」로 변경하여 보여줄 수 있으며, 검사하고자 하는 귀 방향

을 「Right」, 「Left」로 선택할 수 있습니다. 우측 상단의 ④번 박스에서는 현재 보청기 형태를 선택할 수 있으며, 「Audiometry」에서 대상자의 청력을 입력할 수 있습니다.

- 결과 및 해석 방법 1

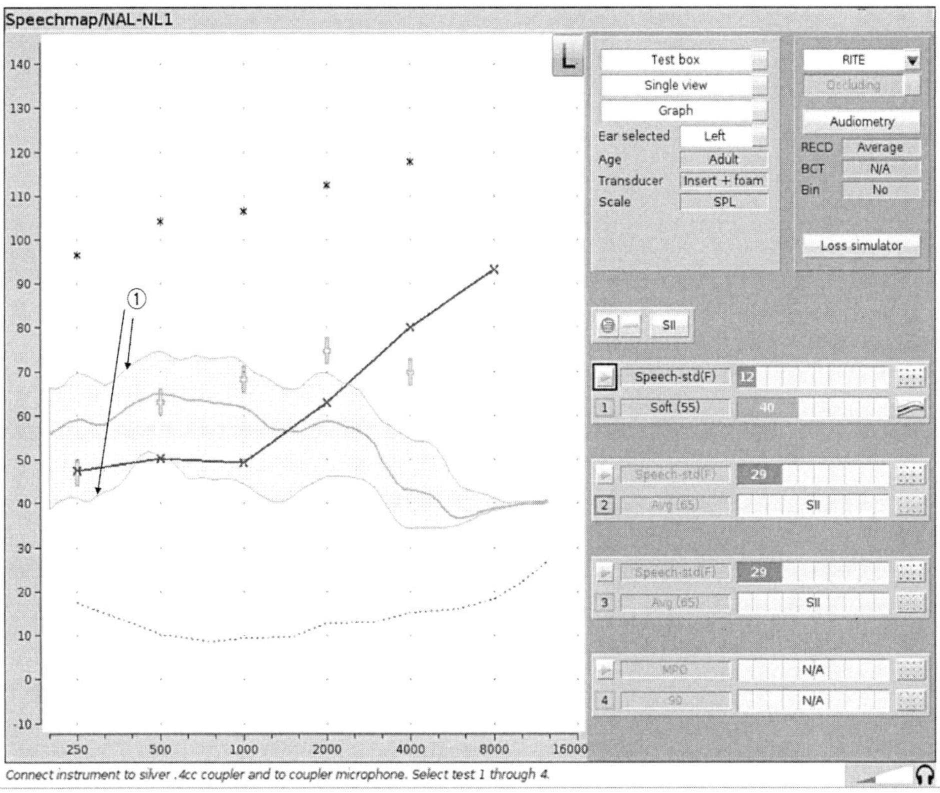

- x 축은 주파수 범위(250-16000 Hz)를 나타내며 y 축은 출력값(dB SPL)을 나타냅니다.
- ①번 범위는 제시된 어음의 역동 범위(speech Dynamic Range, speech DR), 어음의 역동 범위 내 중앙에 위치한 굵은 곡선은 현재 보청기에 55 dB SPL 소리가 입력될 때의 평균 출력 음압 레벨 값이며, 어음의 역동 범위 내 상단에 표시된 선은 어음 에너지의 최대 출력값을 어음의 역동 범위 내 하단에 표시된 선은 어음 에너지의 최소 출력값(minimum output level)을 나타냅니다.
- [⇧]는 55 dB SPL에 대한 처방법(위 화면에서는 NAL-NL 1)의 목표 출력값을 나타냅니다.
- 작은 말소리 수준으로 측정하였을 때 어음명료지수 값은 보청기 착용 전 0.12에서, 보청기를 착용 후 0.4로 향상된 것을 확인할 수 있습니다(SII 해석은 아래 '관련지식' 부분을 참고). [⇧]로 표시된 목표값은 500 Hz 이하의 주파수 영역의 경우에는 어음 역동범위의 평균값이 목표 이득 값 이상으로 맞춰졌으나 나머지 주파수 대역에서는 비교적 출력이 낮음을 확인할 수 있습니다.

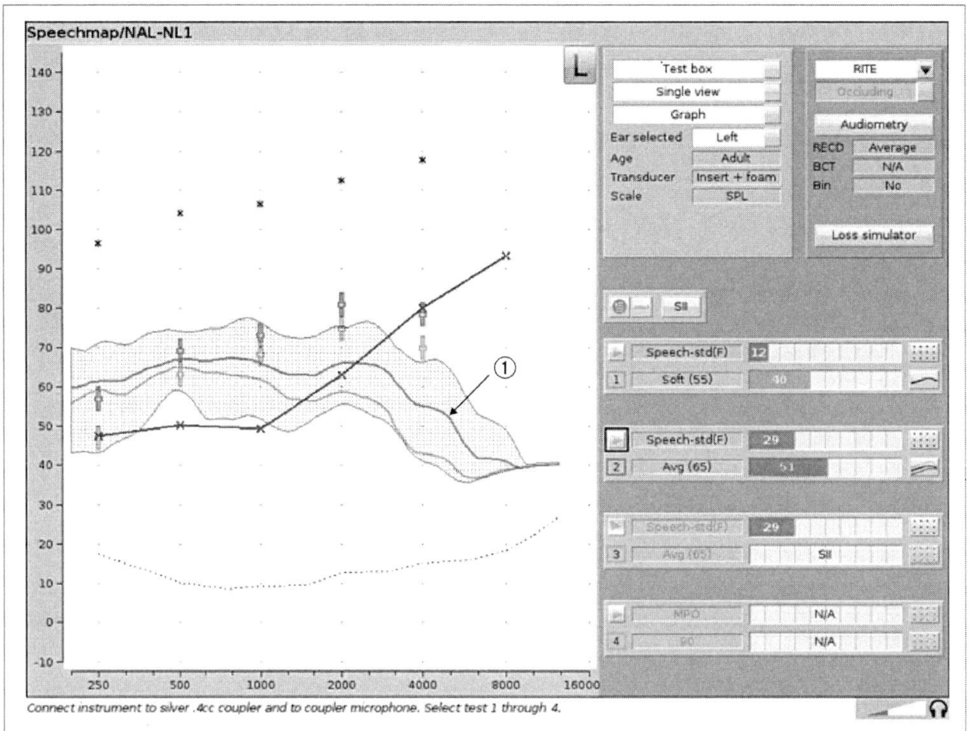
Speechmap/NAL-NL1
L
Test box
Single view
Graph
Ear selected Left
Age Adult
Transducer Insert + foam
Scale SPL
RITE
Occluding
Audiometry
RECD Average
BCT N/A
Bin No
Loss simulator
SII
Speech-std(F) 12
1 Soft (55) 40
Speech-std(F) 29
2 Avg (65) 51
Speech-std(F) 29
3 Avg (65) SII
MPO N/A
4 90 N/A
①
250 500 1000 2000 4000 8000 16000
Connect instrument to silver .4cc coupler and to coupler microphone. Select test 1 through 4.

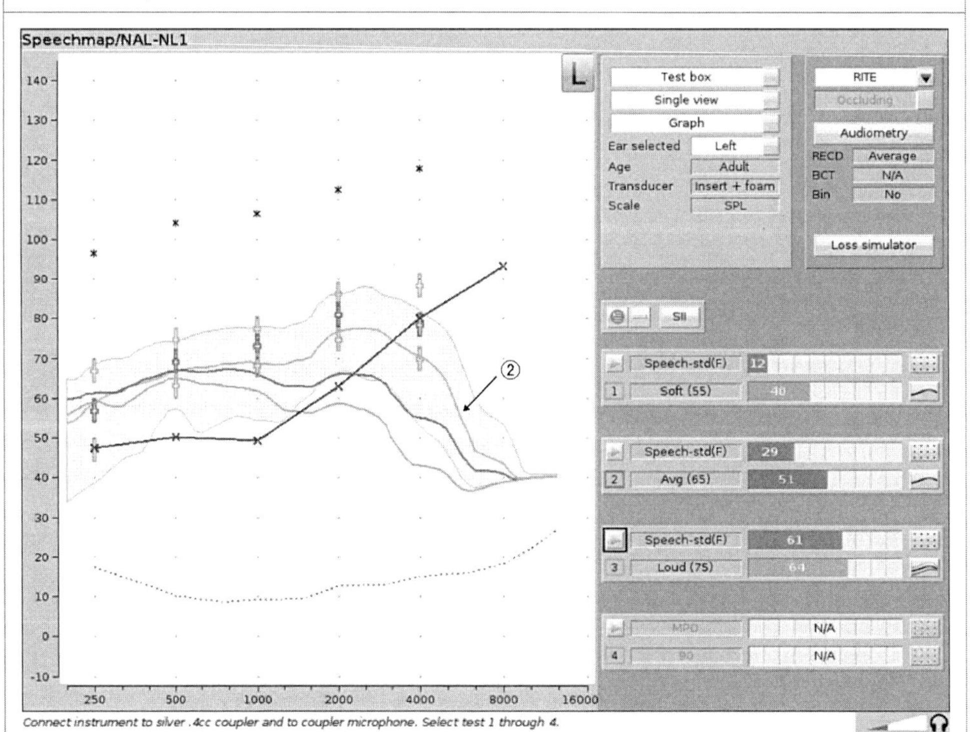
Speechmap/NAL-NL1
L
Test box
Single view
Graph
Ear selected Left
Age Adult
Transducer Insert + foam
Scale SPL
RITE
Occluding
Audiometry
RECD Average
BCT N/A
Bin No
Loss simulator
SII
Speech-std(F) 12
1 Soft (55) 40
Speech-std(F) 29
2 Avg (65) 51
Speech-std(F) 61
3 Loud (75) 64
MPO N/A
4 90 N/A
②
250 500 1000 2000 4000 8000 16000
Connect instrument to silver .4cc coupler and to coupler microphone. Select test 1 through 4.

- ①번 곡선은 현재 보청기에 65 dB SPL 소리가 입력될 때의 평균 출력 레벨 값이며, [ ]는 65 dB SPL에 대한 해당 처방법의 목표 출력값을 나타냅니다. ②번 곡선은 현재 보청기에 75 dB SPL 소리가 입력될 때의 평균 출력 레벨 값이며, [ ]는 75 dB SPL에 대한 해당 처방법의 목표 출력값을 나타냅니다.
- 어음명료지수 값은 보통 말소리 수준(55 dB SPL)에서 보청기 착용 전 0.29, 보청기 착용 후 0.51로 향상되었습니다. 큰 말소리 수준(75 dB SPL)에서 보청기 착용 전 0.61, 보청기 착용 후 0.64인 것을 확인할 수 있습니다. [ ]와 [ ]로 표시된 목표값은 대부분의 주파수 영역에 대하여 어음 역동범위의 평균값에 맞춰졌으나 상대적으로 고주파수 대역에서 출력의 부족함을 확인할 수 있습니다.

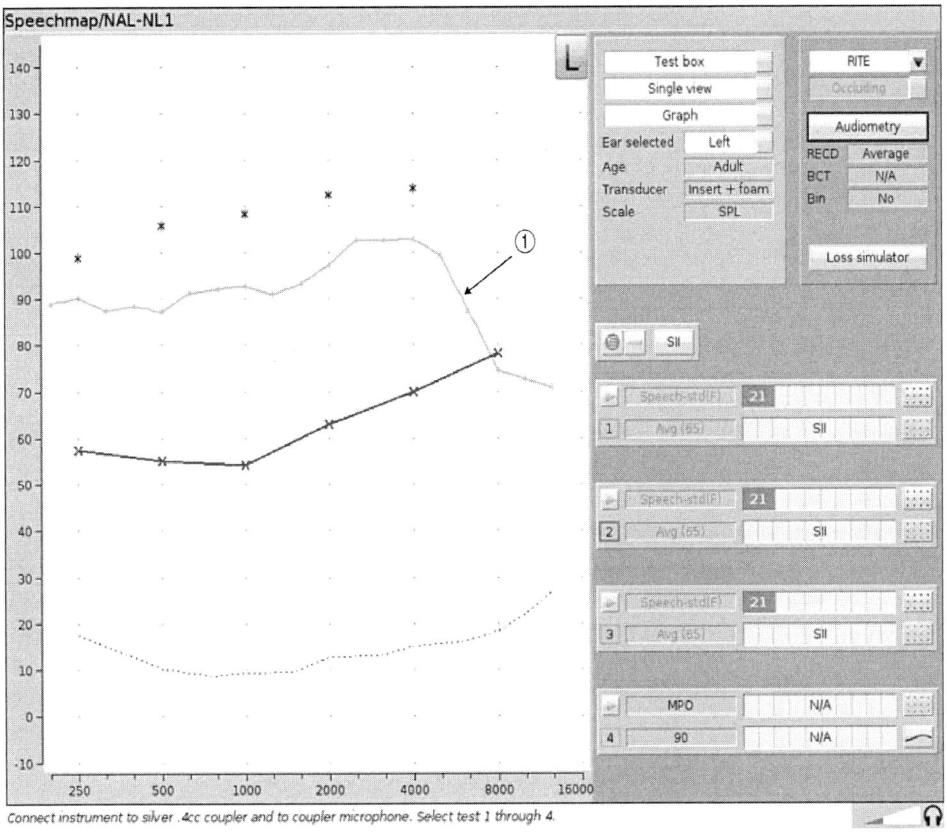

- ①번 곡선은 측정된 MPO 결과로 ULL[*]을 초과하지 않아야 하며, 위 화면의 결과에서도 ULL보다 MPO값이 낮은 것을 확인할 수 있습니다.

[그림 8-3] 보청기 증폭이 부족한 경우의 Speechmap에 대한 결과와 해석

관련지식 **올바른 어음명료지수(Speech Intelligibility Index, SII) 해석은 어떻게 해야 할까요?**
(Amlani et al., 2002; Heo et al, 2018)

어음명료지수는 다양한 청취 환경에서 대상자의 가청영역에 따른 어음인지도 수행력을 수치(점수)로 예측하는 모델입니다. 어음명료지수는 어음인지도(%)와 어음명료지수 간의 상관관계를 나타내는 절대전달함수(absolute transfer function, ATF)를 통하여 어음인지도를 예측할 수 있습니다.

아래의 그림은 남성 화자에 따른 K-HINT 문장표의 절대전달함수로 청자의 청력역치와 주파수중요함수(band-importance function, BIF) 및 대역가청함수(band-audibility function, BAF)를 통하여 얻은 어음명료지수입니다. 예를 들어 보청기 착용 전 어음명료지수가 0.3일 때 어음인지도는 약 50.5%로 예상되며 보청기 착용 후 재측정한 어음명료지수가 0.45라면 약 87.0%의 어음인지도를 예상할 수 있습니다. 보청기 착용 전후의 어음인지도의 변화를 보면 50.5%에서 87.0%로 약 37%의 증가하였으며 이러한 결과는 임상에서 보청기 착용 효과를 설명할 때 유용하게 사용할 수 있습니다.

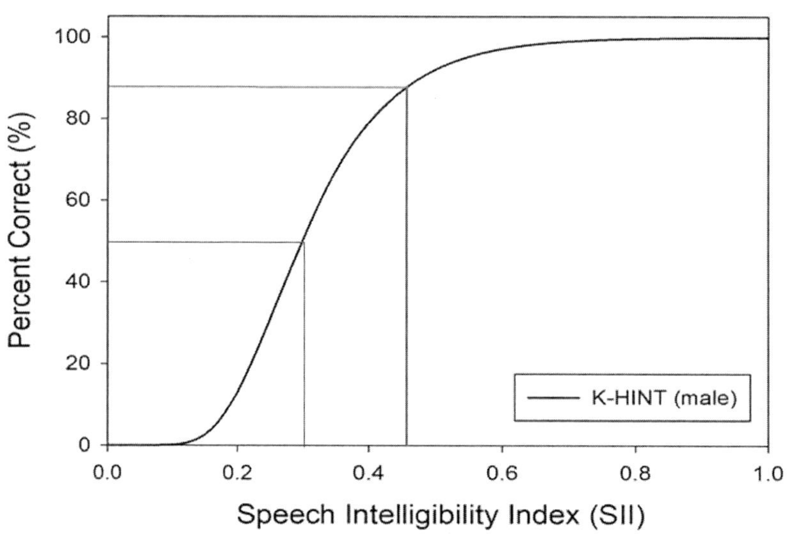

[그림 8-4] 한국어 자극음 기반 절대전달함수

* Adapted from heo et al. Audiology and Specch Research 2018; 14: 236-242.

- 결과 및 해석 방법 2

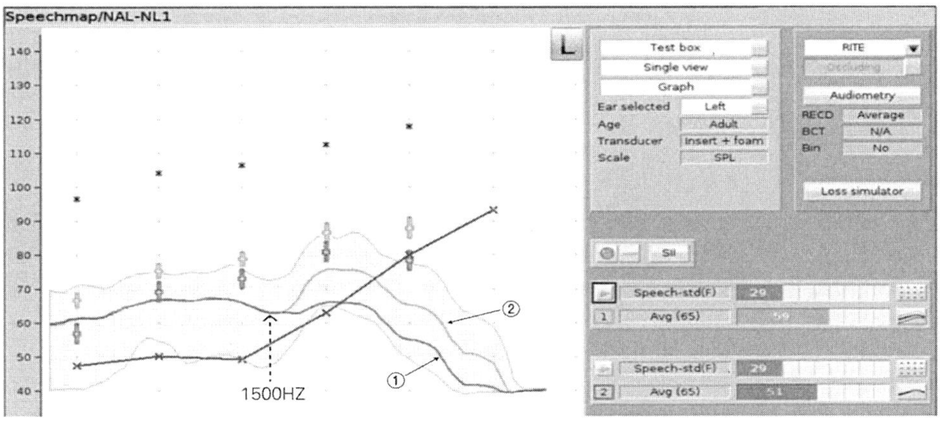

- ①번 곡선은 보통 말소리 수준에 대하여 상대적으로 보청기 출력이 부족한 경우의 결과이며, ②번 곡선은 보통 말소리 수준에 대하여 보청기 적합 후의 결과를 나타냅니다.
- 보청기 소프트웨어 프로그램으로 보통 말소리 수준의 고주파수 이득을 올려주었을 경우 어음명료지수가 0.51에서 0.59로 향상되었고, 목표값 또한 약 1500 Hz부터 증폭량이 증가한 것을 확인할 수 있습니다. 하지만, 여전히 목표값 보다 출력이 낮은 것을 볼 수 있습니다.

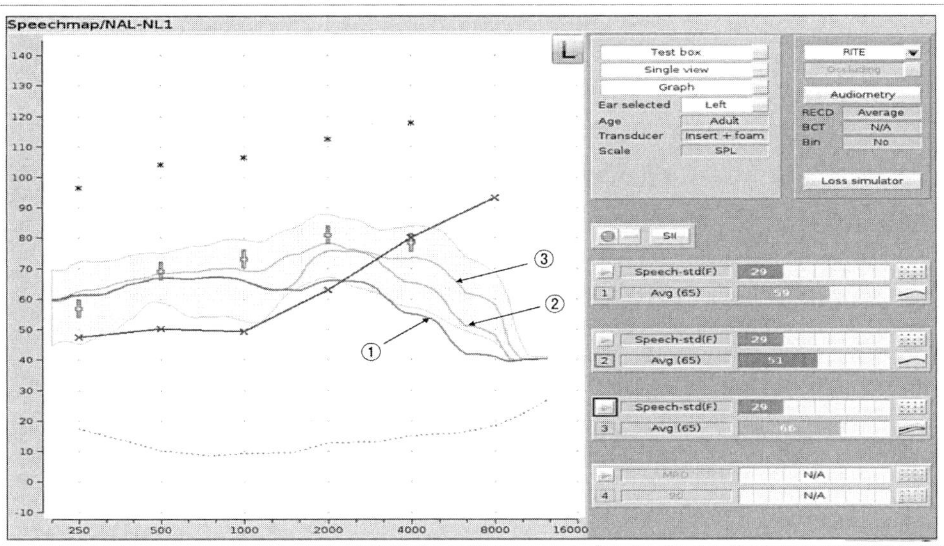

- ①번 곡선은 보통 말소리 수준에 대하여 상대적으로 보청기 출력이 부족한 경우의 결과이며, ②번 곡선은 보청기 소프트웨어 프로그램으로 보통 말소리 수준의 고주파수 이득을 올려주었을 때, ③번 곡선은 보통 말소리 수준의 저주파수와 고주파수 이득을 올렸을 때 결과를 나타냅니다.
- 보청기 소프트웨어 프로그램으로 보통 말소리 수준의 저주파수와 고주파수 이득을 올려주었을 경우 전체적으로 출력이 목표값에 근접하도록 변화된 것을 볼 수 있으며, 어음명료지수가 0.51에서 0.66으로 향상된 것을 확인할 수 있습니다.

[그림 8-5] 보청기 이득 조절 후 Speechmap 결과와 해석

관련지식 Speechmap에서 어음 자극을 사용하는 이유

(Cunningham et al., 2002; Kim et al, 2017)

Speechmap은 실이측정을 기반으로 한 보청기의 기계적 검증방법으로 검사를 위해서 순음 신호(pure tone signal)를 사용하지 않고 일상생활에서 접하는 대화나 음악, 말소리 등을 활용하는 장점이 있습니다. 순음 신호의 경우 최근 디지털 보청기의 소음감소(noise reduction)기능, 음향되울림제거(acoustic feedback cancellation) 기능에 의해 잡음이나 음향되울림으로 인식되어 보청기의 적절한 성능의 평가에 어려움을 발생할 수 있으나 말소리를 활용하는 경우 이러한 오류를 피할 수 있습니다.

Authors' Remarks

보청기 적합 절차의 마지막 단계는 실제 착용자가 보청기를 직접 착용한 상태에서 적합을 실시하고 결과를 평가하는 것입니다. 실이측정의 중요성이 대두되면서 몇몇 제조사 및 기업은 실이측정 상황에서 보청기의 적합 결과를 실시간으로 모니터링 해주는 제품을 개발하였습니다. Speechmap은 이러한 실이측정 프로그램 중 하나의 명칭입니다. Speechmap은 특정 강도 말소리의 주파수별 역동범위 상에서 보청기 착용자의 역치가 보청기 증폭에 따라 변화하면서 가청영역(audibility)을 얼마나 확보하는지 수치적으로 계산하여 보청기 착용효과를 실시간으로 알려주는 프로그램(또는 적합 방법)입니다. 특히 Test box mode에서의 Speechmap은 보청기 착용자가 클리닉에 도착하기 이전에 미리 확보한 청력역치 및 배경정보(나이, 외이도 용적 등)에 입각하여 다양한 입력음(작은소리, 보통소리, 큰소리, 최대출력)에 따른 적합결과를 미리 예측해 볼 수 있으며, 미세조절(fine tuning)을 통하여 착용자에게 예상되는 최적적합 조건을 찾아 볼 수 있는 기능을 제공합니다. 이러한 Test box mode적합 과정을 통하여 보청기 착용자의 예상 어음인지도 및 보청기 착용 이득을 예측해 볼 수 있으며 실제 착용자가 클리닉에 도착했을 때 On-ear mode에서의 최적 적합상태에 도달하는 시간을 절약할 수도 있습니다. 하지만 누군가는 Test box mode와 On-ear mode의 결과는 다를 가능성이 높아 Speechmap을 Test box mode에서 시행하는 것은 무의미 하다고 말할지도 모릅니다. 예, 맞습니다. 청능사 및 청각전문가가 아무리 많은 시간을 Test box mode에서 최적 적합을 실시해도 현실에서의 결과는 들인 노력에 반하는 경우도 많을 수 있습니다. 이상과 현실의 괴리는 일상에서 흔한 일이지만 보청기 적합에서는 더더욱 일상다반사 일 수 있습니다. 하지만 Test box mode에서의 Speechmap은 예상 보청기 적합 결과를 파악하여 필요 시 의사소통 전략(클리어스피치 활용 등) 수립의 기초 정보로 활용할 수 있는 등 유용한 장점도 많다고 볼 수 있습니다. 청능사 및 청각전문가는 적합 결과의 만족도를 1%라도 향상시킬 수만 있다면 많은 시간과 노력을 들이는 것을 주저하지 말아야 할 것입니다.

References

Amlani, A. M., Punch, J. L., & Ching, T. Y. (2002). Methods and applications of the audibility index in hearing aid selection and fitting. *Trends in amplification, 6(3),* 81-129.

Cunningham, D. R., Laó-Dávila, R. G., Eisenmenger, B. A., & Lazich, R. W. (2002). Study finds use of Live Speech Mapping reduces follow-up visits and saves money. *The Hearing Journal, 55(2),* 43-44.

Heo, S., Oh, H., & Jin, I. K. (2018). Comparisons of the Korean Band-Importance and Absolute Transfer Functions according to Speakers' Gender. *Audiology and Speech Research, 14(4),* 236-242.

Kim, S. Y., Park, J. S., & Kim, M. B. (2017). Clinical Usefulness of Speech Mapping for Fitting of Hearing Aids. *Korean Journal of Otorhinolaryngology-Head and Neck Surgery, 61(6),* 287-294.

청각학 전공생을 위한 실습 연습

주 제	조 & 조장이름	이 름
Verifit: Speech map I		

**수업목표: Speech map의 작동원리 이해

1. Speech mapping
   : 보청기의 적합프로그램과 Verifit과 같은 성능분석기를 연계하여 환자의 청력역치에서 요구되는 주파수별 증폭의 정도를 결정하고 세부적인 조정을 프로그램을 통해서 진행하며 그 결과를 성능분석기로 확인하는 과학적이면서도 착용자와 실시간으로 소리에 대한 반응을 확인하는 종합적인 방법의 적합법

2. Test box mode
   A. AGC setting, 보청기 프로그램연결 (보정은 항상 먼저)
   B. Press 〈test → test box measures → Speech map〉
   C. Screen setting
   D. Pick [Test 1-soft], [Test 2-midium], [Test 3-loud], [Test 4-MPO]

**본인의 결과 첨부 & 결과 해석

- Test1
  :

- Test2
  :

- Test3
  :

- Test4
  :

** 주의할 점 및 배운 점
 :

CHAPTER 9

Speechmap II: On-ear mode

Speechmap의 On-ear mode는 다양한 어음을 사용하여 대상자의 역동 범위(Dynamic Range, DR) 내에서 작은 말소리, 보통 말소리, 큰 말소리뿐 아니라 최대출력(Maximum Power Output, MPO)을 적절한 출력으로 조절할 때 도움을 줄 수 있습니다. Speechmap은 대상자의 청력역치와 입력되는 신호음(말소리 등)의 역동 범위를 비교할 수 있으며, 보청기의 조절에 따른 대상자의 가청 능력(audibility)의 변화를 시각적으로 확인할 수 있습니다. 본 Chapter에서는 On-ear mode에서 Speechmap에 대한 측정 절차와 결과를 분석하는 방법에 대하여 소개하고자 합니다.

I On-ear mode에서 Speechmap의 목적

보청기를 착용한 상태에서 착용자의 증폭역치를 바탕으로 적절한 주파수 이득을 설정할 수 있습니다.

II 언제 실시하는가?

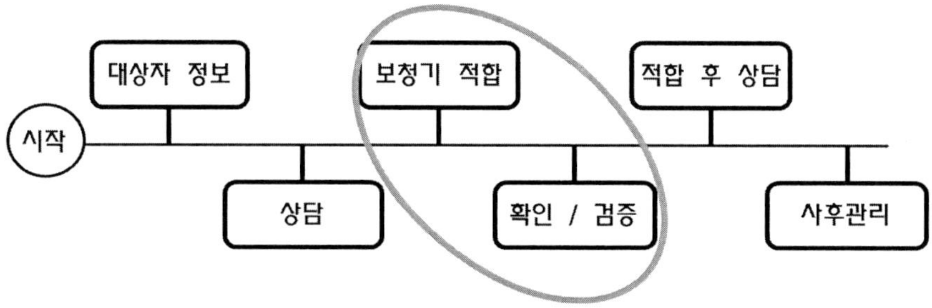

[그림 9-1] 보청기 적합 절차 내 On-ear Speechmap 시행 단계

On-ear mode에서 Speechmap 평가는 주로 보청기 적합, 확인/검증 단계에서 활용할 수 있습니다.

Ⅲ 준비물

- 보청기 성능분석기(hearing aid analyzer)
- 프로브 모듈(probe module)
- 보청기
- 보청기 연결 장치
- 컴퓨터
- 보청기 소프트웨어

Ⅳ 실습 절차

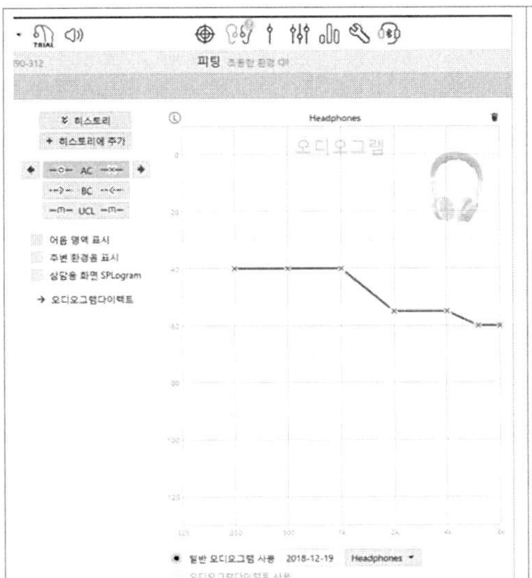	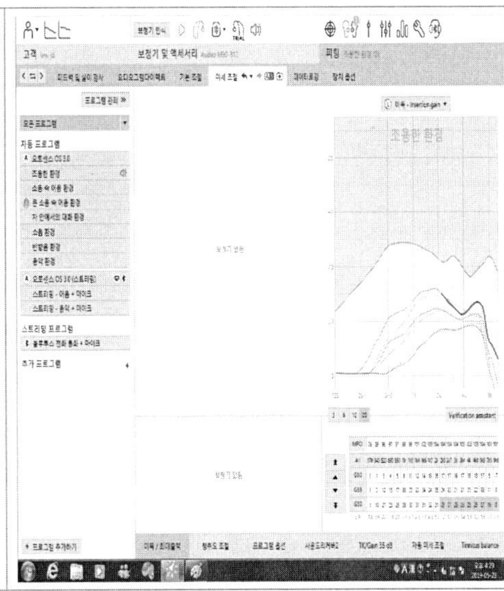
Step 1. 보청기 소프트웨어 연결 후 적합프로그램에서 대상자의 청력역치를 청력도에 입력합니다.	Step 2. 처방법(예: NAL-NL1 등)을 선택한 후 최적 적합을 진행합니다.

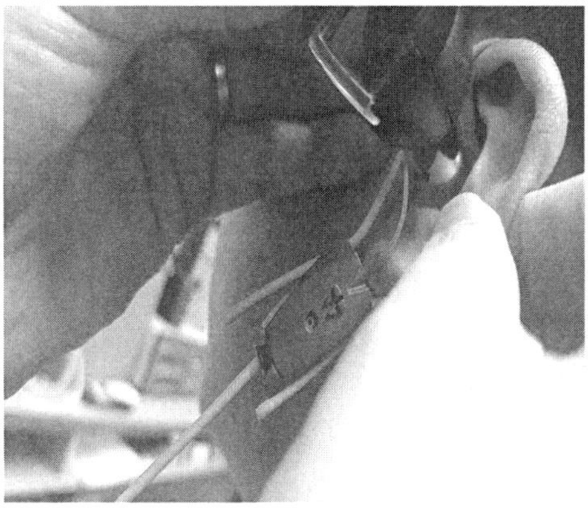

Step 3. 프로브 송화기(probe microphone)를 보정 후 삽입합니다(probe microphone 보정 방법은 Chapter 6 참고).

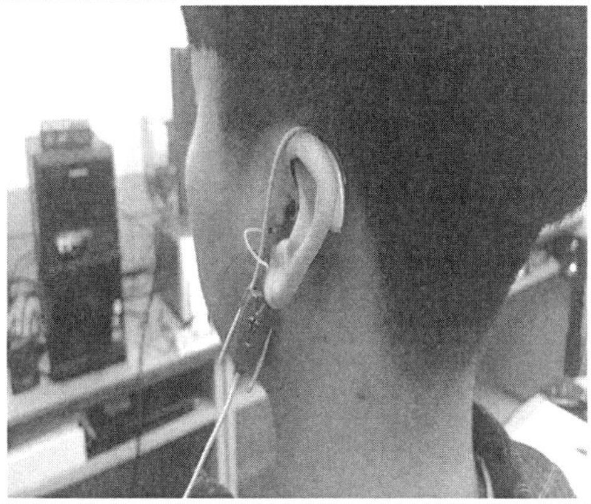

Step 4. 프로브 튜브(probe tube)가 고막으로부터 적정 위치에서 고정될 수 있도록 주의하여 프로브 모듈과 보청기를 착용해줍니다.

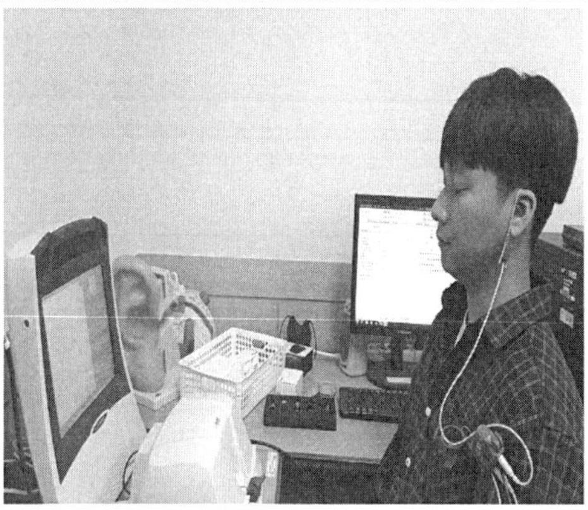

Step 5. 스피커 앞에 대상자를 정면으로 위치시킵니다(측정 각도 및 거리는 장비 매뉴얼을 따릅니다).

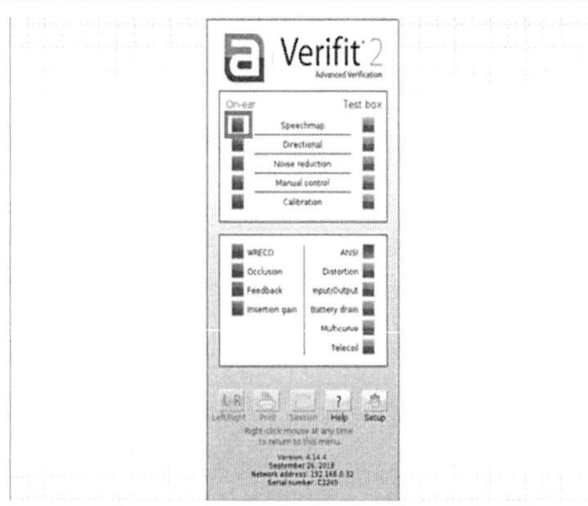

Step 6. 보청기 연결 후 On-ear mode 메뉴 중 「Speechmap」을 선택합니다.

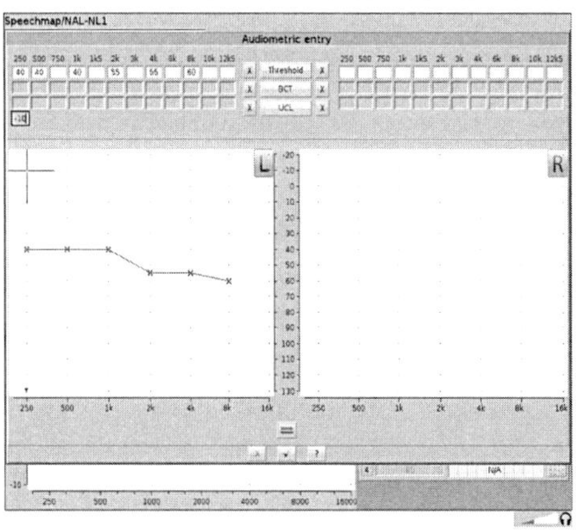

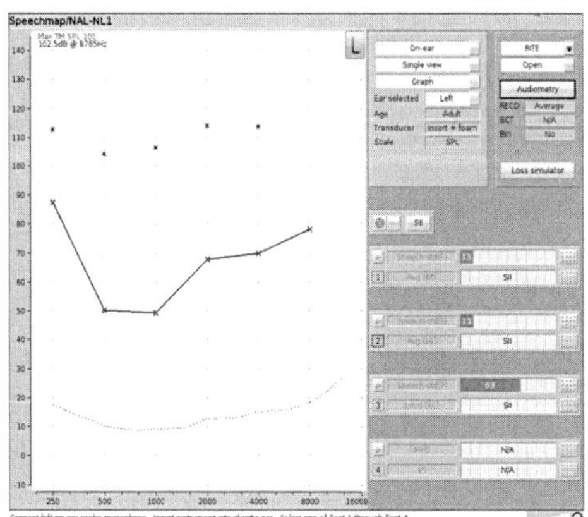

Step 7. 화면 우측 상단에 있는 「Audiometry」를 선택하여 보청기 소프트웨어의 청력도와 동일하게 대상자의 청력 역치를 입력합니다.	Step 8. 현재 보청기 처방법과 동일한 처방법으로 선택 후 작은 말소리 수준(soft speech level, 55 dB SPL), 보통 말소리 수준(average speech level, 65 dB SPL), 큰 말소리 수준(loud speech level, 75 dB SPL), 최대출력 중 측정하고자 하는 입력수준의 「▶」 버튼을 클릭하여 검사를 진행할 수 있습니다(Speechmap 화면 구성에 대한 정보는 Chapter 8 참고).

[그림 9-2] On-ear mode Speechmap 측정 방법

• 결과 및 해석 방법 1

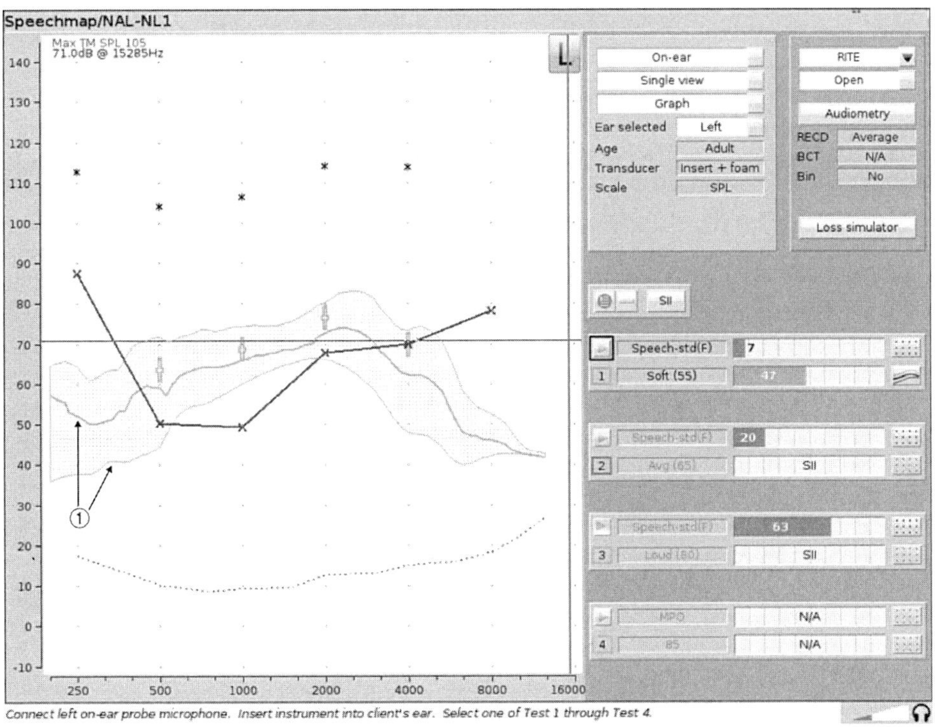

- x 축은 주파수 범위(250-16000 Hz)를 나타내며 y 축은 출력값(dB SPL)을 나타냅니다.
- ①번 범위는 색칠된 범위는 제시된 어음의 역동 범위, 어음의 역동 범위 내 중앙에 위치한 굵은 ①번 곡선은 현재 보청기에 55 dB SPL 소리가 입력될 때의 평균 출력 음압 레벨 값이며, 어음의 역동 범위 내 상단에 표시된 ①번 곡선은 어음 에너지의 최대 출력값(maximum output level)을 어음의 역동 범위 내 하단에 표시된 ①번 곡선은 어음 에너지의 최소 출력값(minimum output level)을 나타냅니다.
- [ ]는 55 dB SPL에 대한 해당 처방법(위 화면에서는 NAL-NL1)의 목표 출력값을 나타냅니다.

- 작은 말소리 수준으로 측정하였을 때 어음명료지수(Speech Intelligibility Index, SII) 값은 보청기 착용 전에는 0.07, 보청기를 착용하고 이득을 조절한 결과는 0.47로 향상된 것을 확인할 수 있습니다(SII 해석은 chapter 8 '관련지식' 부분을 참고). 현재 대상자의 예상 가청 능력(범위)은 [▯]로 표시된 목표값과 어음 역동범위 평균값을 비교할 때, 2000 Hz이하의 저주파수 영역은 목표값에 근접하게 증폭이 되지만 고주파수 영역은 목표값보다 낮게 출력되어 목표값에 맞추기 위해서는 더 많은 이득이 필요함을 확인할 수 있습니다

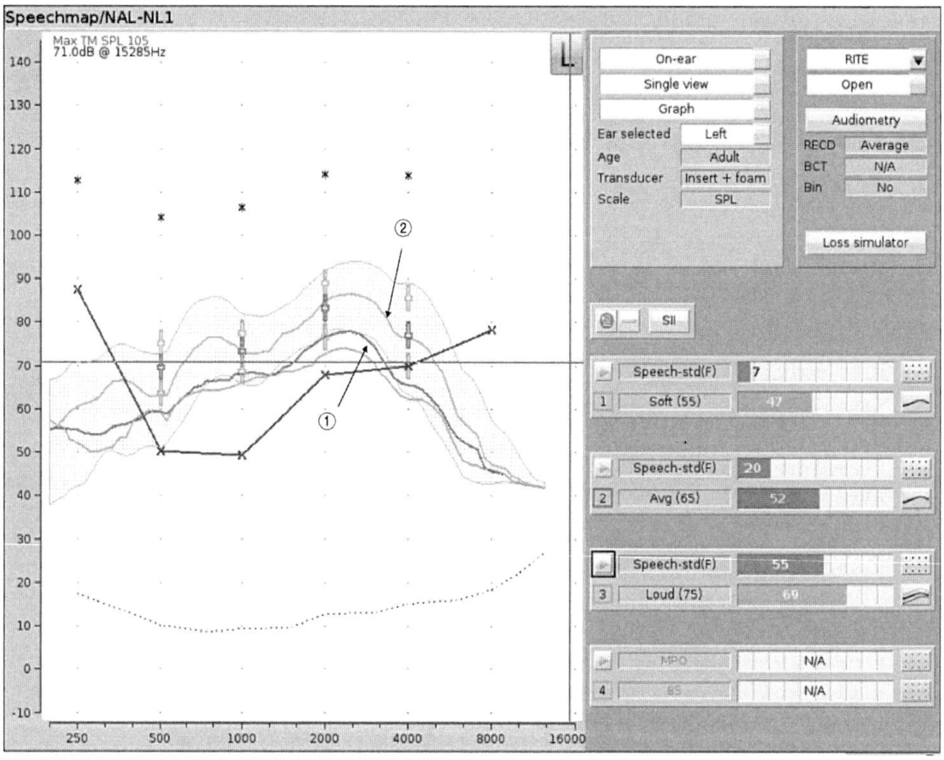

- ①번 곡선은 현재 보청기에 65 dB SPL 소리가 입력될 때의 평균 출력 레벨 값이며, 중앙에 위치한 [▯]는 65 dB SPL에 대한 해당 처방법의 목표 출력값을 나타냅니다. ②번 곡선은 현재 보청기에 75 dB SPL 소리가 입력될 때의 평균 출력 레벨 값이며, 상단에 위치한 [▯]는 75 dB SPL에 대한 해당 처방법의 목표 출력값을 나타냅니다.
- 어음명료지수 값은 보통 말소리 수준(65 dB SPL)에서 보청기 착용 전 0.20, 보청기 착용 후 0.52로 향상되었습니다. 큰 말소리 수준(75 dB SPL)은 보청기 착용 전 0.55, 보청기 착용 후 0.69인 것을 확인할 수 있습니다. 현재 보청기의 출력은 [▯](중앙)와 [▯](상단)로 표시된 목표값보다 전체적으로 이득이 낮게 나타나는 것을 볼 수 있습니다.

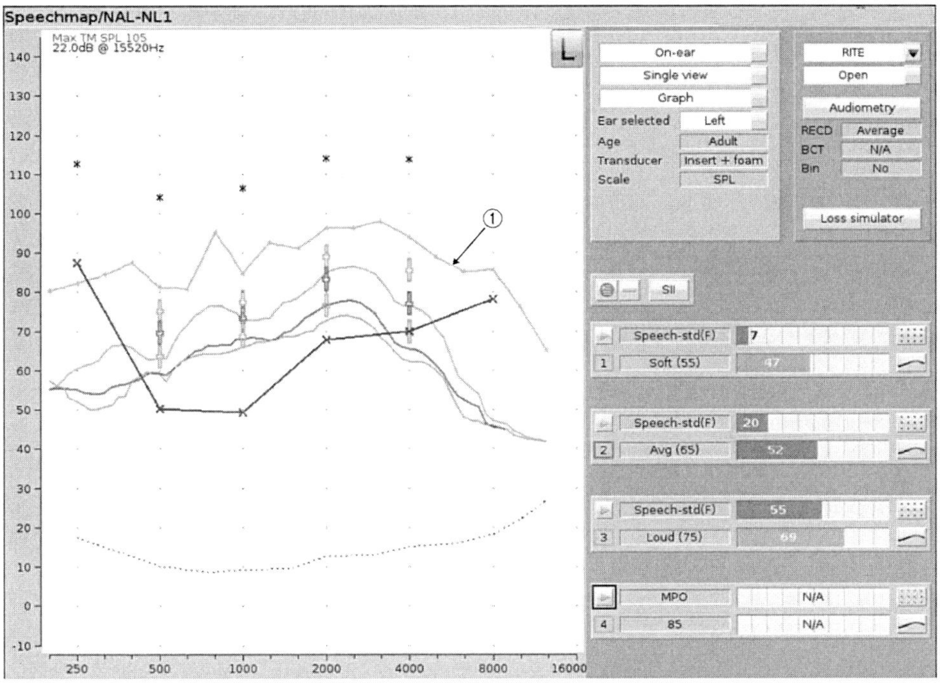

- ①번 곡선은 측정된 MPO 결과로 불쾌음량레벨(Uncomfortable Loudness Level, ULL)[*]을 초과하지 않아야 합니다. 위 화면의 결과에서 보면 대상자의 ULL보다 MPO값이 낮으므로 ULL을 초과하지 않는 범위에서 좀더 최대출력을 높여줄 수 있음을 확인할 수 있습니다.

[그림 9-3] 보청기 최적 적합 후 Speechmap 결과와 해석

• 결과 및 해석 방법 2

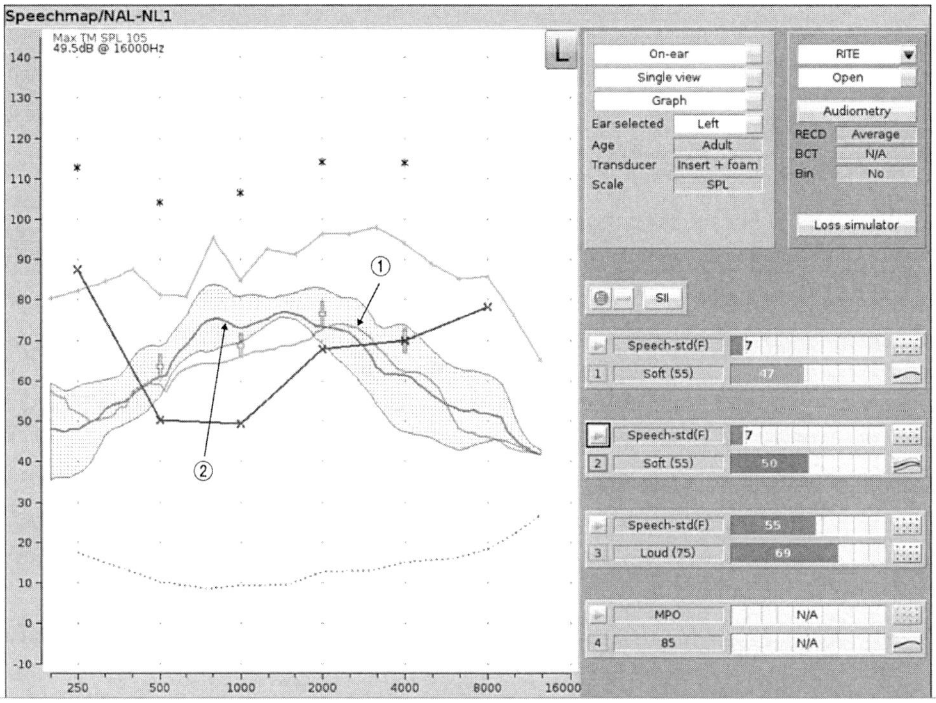

- ①번 곡선은 작은 말소리 수준에 대하여 보청기 적합(최적 적합)을 진행한 후의 결과를 나타냅니다.
- ②번 곡선은 작은 말소리 수준에 대하여 최적 적합 상태에서 보청기 적합 프로그램으로 작은 말소리 수준에서 전체적으로 4-6 dB 정도 이득을 올려주었을 경우의 결과입니다.
- 이득을 올려주었을 경우 어음명료지수가 0.47에서 0.50로 향상되었고, 현재 대상자의 예상 가청 능력(범위)은 [ǂ]로 표시된 목표값과 어음 역동범위 평균값을 비교할 때, 500-1500 Hz 영역은 목표값에 도달하거나 목표값 이상의 증폭이 제공됨을 확인할 수 있습니다. 하지만, 아직도 2000 Hz 이상의 고주파수 영역에서 목표값 보다 출력이 낮은 것을 볼 수 있습니다. 이러한 결과는 2가지 요인에 의해 나타난 것으로 추측해볼 수 있는데, 한 가지 요인은 해당 보청기의 음향되울림제거(feedback cancellation)기능이 자동 설정되었기 때문으로 볼 수 있고 또 다른 요인으로는 보청기는 4 kHz 이상의 고주파수 대역에는 기술력의 한계로 실질적으로 원하는 증폭량을 제공하기 어려운 경우가 발생할 수 있습니다.
- 위 실습은 작은 말소리에 대하여 목표 이득보다 전반적으로 낮은 보청기의 출력 상태를 확인하였고, 전 주파수에 걸쳐 4-6 dB의 이득을 제공하였습니다. 그 결과, 저주파수 영역은 목표 이득값에 준하는 출력을 제공하도록 설정이 되었다고 볼 수 있으나, 고주파수 영역은 보청기가 제공하고자 했던 이득에 비해 실제 출력은 크게 개선되지 않았다고 해석할 수 있습니다.
- 이런 경우에 저주파수 영역은 현재 이득 값을 유지하되 고주파수 영역은 추가 이득을 제공하여 출력값의 향상을 시도할 수 있습니다. 만약 추가 이득을 제공하여도 대상자의 가청 능력 향상이 나타나지 않는다면 가청 능력의 변화가 나타나지 않은 이득 값 범위 내에서 대상자가 최대로 만족하는 이득의 최소값에 맞추는 것이 최소의 보청기 출력으로 대상자 가청 능력과 만족도를 최적화할 수 있는 방법입니다.

[그림 9-4] 보청기 이득 조절 후 Speechmap 결과와 해석

관련지식 Speechmap은 반드시 목표(target)값에 맞춰야 할까요?

(Kim et al., 2017; Swan & Gatehouse, 1995)

보청기 착용을 통한 사용자의 주관적 만족도는 보청기의 음향학적 이득뿐만 아니라 환자 개개인의 생활 패턴, 난청으로 인해 느끼는 활동 제약의 정도에도 영향을 미칠 수 있습니다. Speechmap은 사용자의 가청 영역을 최적화할 수 있으나 최적화된 Speechmap의 결과가 사용자의 주관적인 만족도와 일치하지 않을 수 있습니다. 예를 들어, 동일한 난청을 가진 사용자 간에도 Speechmap을 통한 만족도가 다를 수 있습니다. 따라서 Speechmap을 시행할 때에는 사용자의 주관적인 만족도 평가도 병행하여 최대 만족도를 유지하는 수준에서 가청능력을 확보할 수 있는 방법으로 진행하는 것이 이상적인 적합방법이라고 볼 수 있습니다.

Authors' Remarks

On-ear mode에서 보청기 적합프로그램을 조정하고 보청기 성능분석기를 통해서 적합 조절에 따른 주파수별 증폭량을 확인할 수 있는 On-ear mode Speechmap은 매우 효율적인 보청기 적합 방법입니다. 만약 보청기 성능분석기에서의 모니터링 없이 적합을 실시한다면 보청기 적합프로그램에서 조절하는 증폭량이 실제 수화기를 통해 얼마나 정확하게 출력되는지 확인할 수 없게 됩니다. 예를 들어, 보청기 적합프로그램 상에서 500 Hz 영역에 5 dB의 이득을 제공하도록 설정하여도 수화기를 통해 나오는 출력이 보청기 사용자의 외이도 내에 도달할 때 5 dB의 이득으로 나타나지 않기 때문입니다. 따라서 보청기 적합프로그램 상에서의 조절 정도와 실제 출력 간의 비교를 할 수 있도록 도와주는 보청기 성능분석기의 모니터 기능은 효과적인 적합에 매우 필수적인 요소라고 볼 수 있습니다. 보청기 성능분석기의 모니터링 기능을 활용하는 On-ear mode Speechmap을 상상해 보십시오. 청능사(또는 청각전문가)는 보청기 성능분석기의 모니터에 표시된 입력음(어음)의 역동범위 대비 현재 보청기 착용 후 역치를 비교함으로서 이득 조절이 필요한 주파수영역과 이득의 조절 정도를 예상할 수 있습니다. 이를 기반으로 보청기 적합프로그램을 활용하여 이득을 조절하고 조절에 따른 보청기 착용 후 역치 변화를 통해 현재 제공되는 실제 이득이 몇 dB인지 확인할 수 있습니다. 또한 보청기 착용자의 반응을 즉시 확인하여 보청기의 조절이 대상자의 청취 만족도에 미치는 영향도 파악할 수 있습니다. 따라서 On-ear mode Speechmap은 보청기 적합프로그램의 이론적인 조절, 실제 출력 결과, 대상자의 반응을 종합하여 최적의 보청기적합 조절을 실시할 수 있도록 도움을 줍니다. 보청기 적합은 조절하다 보면 맞춰지는 매직도 아니고 체계적인 지식 없이 감으로만 할 수 있는 절차도 아닙니다. 체계적인 청각학적 지식을 기반으로 보청기 적합프로그램 및 보청기 성능분석기에 대한 숙련도가 뒷받침 되어야 비로소 체계적인 보청기 적합 절차를 시행할 수 있습니다. 물론 보청기 성능분석기 상에서 최적의 조건으로 적합 결과를 이끌어 낸다고 해도 그것이 대상자가 가장 만족하는 음질 및 출력 상태라고는 볼 수 없습니다. 따라서 보청기 사용자의 만족도를 높게 유지하면서 보청기 성능분석기 상의 최적 적합 상태에 도달하도록 시행하는 것이 가장 효율적인 보청기 적합의 목적이라고 볼 수 있습니다. 성공적인 보청기 적합을 위해서는 다양한 고려 요소가 필요하지만, 보청기 성능분석기 모니터링 기능은 효과적인 보청기 적합에서 훌륭한 가이드라인을 제공할 수 있을 것입니다.

References

Etymonic Design. (2016, November 29). *Audioscan Verifit® User's Guide 4.16*. Audioscan. Retrieved from https://www.audioscan.com/en/verifit2/

Kim, S. Y., Park, J. S., & Kim, M. B. (2017). Clinical Usefulness of Speech Mapping for Fitting of Hearing Aids. *Korean Journal of Otorhinolaryngology-Head and Neck Surgery, 61(6),* 287-294.

Swan, I. R., & Gatehouse, S. (1995). The value of routine in-the-ear measurement of hearing aid gain. *British journal of audiology, 29(5),* 271-277.

청각학 전공생을 위한 실습 연습

주 제	조 & 조장이름	이 름
Verifit: Speech map II		

**수업목표: Speech map을 이용한 보청기 적합의 원리 이해

1. On-ear mode로 셋팅 (보정 + 보청기 & Probe module착용, 적합프로그램 연동)
   A. Press ⟨test → on-ear measures → Speech map⟩
   B. Screen setting
   C. Pick [Test 1-soft], [Test 2-midium], [Test 3-loud], [Test 4-MPO]
   D. 적합프로그램의 전반적인 구성
      : Audiogram, Hearing instrument, Basic tuning, Fine tuning, Documentation
   E. Basic tuning에서 [Loud], [Speech], [Soft], [Overall]레벨을 낮추고 높이며 그 변화를 측정 (3개의 사진 첨부)

**기본셋팅시[Overall]

** 높은 레벨[Overall]

**낮은레벨[Overall]

- 간단히 결과해석(어떻게 변하는지)
  :

** 주의할 점 및 배운 점
  :

주 제	조 & 조장이름	이 름
Verifit: Speech map III		

****수업목표: 지금까지 배운 지식과 경험으로 직접 Speech mapping을 시도하여 모든 주파수대역에서의 Dynamic range에 이득곡선 맞춰보기 (피팅의 기술)**

1. **실습설명**: 주어진 청력도를 입력하고 각 보정을 맞게 실시한 다음 on-ear mode로 셋팅하고 Speech map을 실시함. 각 소리별로 SII가 0.7이상 되게 적합을 실시 한 후, 최적의 적합을 위해 **본인이 사용한 방법을 기술**함 (예, 큰소리의 고주파수 이득을 낮춤, Compression ratio를 조정 등).

2. 청력도

번호	250Hz	500Hz	1000Hz	2000Hz	4000Hz	8000Hz
1	20	25	30	30	35	40
2	20	30	40	50	60	80
3	60	50	55	40	35	30
4	25	25	35	35	80	60
5	60	60	60	60	60	60

3.주의사항 및 제출 양식

: 각 조원이 5개의 청력도를 나누어 설정하여 실습을 실시 (타조원의 특성도 관찰)하고 최초의 Speech map graph와 적합후 graph를 **사진**으로 제출 + **본인이 사용한 방법을 간단히 기술**

본인 보고서 제출

- 사진 첨부자료

- 결과 보고
  :

** 주의할 점 및 배운 점
:

CHAPTER **10**

보청기 관리 및 문제해결

청능사 및 청각전문가는 보청기 적합 과정에서 기본적인 증폭을 포함한 보청기의 여러 기능을 보청기 착용자의 청력 상태 및 듣기 욕구를 만족할 수 있도록 최적의 조건으로 적합하도록 해야 합니다. 이러한 적합을 위해서는 보청기가 항상 최적의 상태로 유지 및 관리되어야 하며 청능사 및 청각전문가는 보청기 사용 중 발생할 수 있는 여러 가지 문제점들을 파악하고 해결법을 제시할 수 있어야 합니다. 특히 보청기는 신체(귀)에 착용하는 매우 정밀한 의료기기로 외부의 충격, 습기, 먼지, 이물질, 귀지 및 땀 등 여러 가지 요인들에 의해서 문제가 발생할 수 있으며 청각전문가는 이를 진단하고 파악할 수 있어야 합니다. 따라서 본 Chapter에서는 대표적인 몇 가지 보청기 관리 및 문제해결 방법에 대해 소개하고자 합니다.

I 보청기 관리 및 문제해결 목적

보청기 관리 및 문제해결의 목적은 보청기 사용에 따른 이상 유무를 파악하고 문제점이 발견되었을 경우에 적절한 조치와 관리를 통해 보청기를 최적의 상태로 유지하는 데 있습니다.

II 언제 실시하는가?

보청기 관리 및 문제해결은 사후관리 단계에서 실시할 수 있습니다.

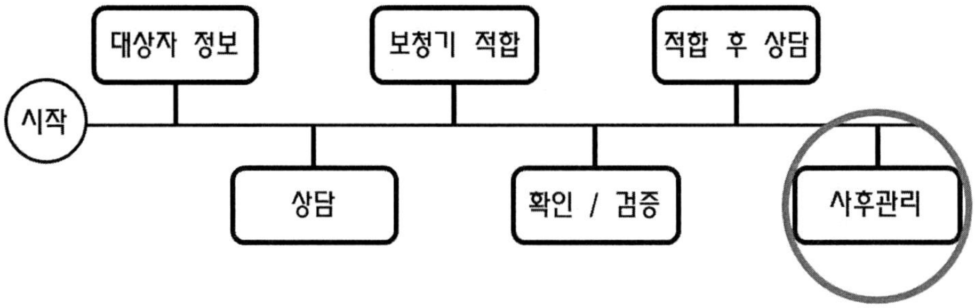

[그림 10-1] 보청기 적합 절차 내 보청기 관리 및 문제해결 시행단계

Ⅲ 준비물

- 보청기
- 습기제거제
- 배터리 체크기
- 보청기 청소세트
- 보청기 배터리

Ⅳ 실습 절차

❶ 보청기가 작동하지 않는 경우

확인사항	해결방법 전	해결방법 후
보청기가 올바르게 켜져 있습니까?	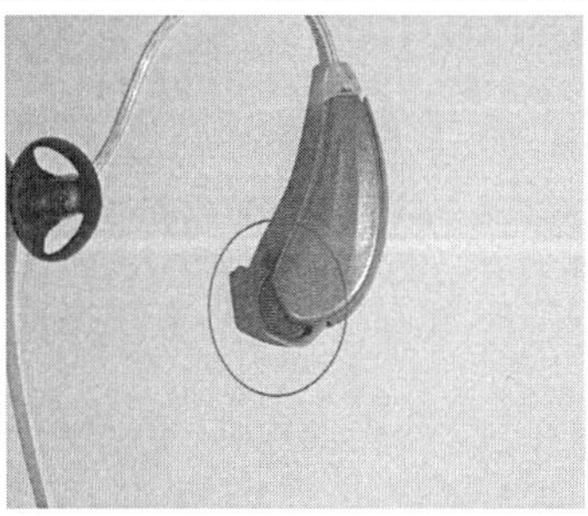	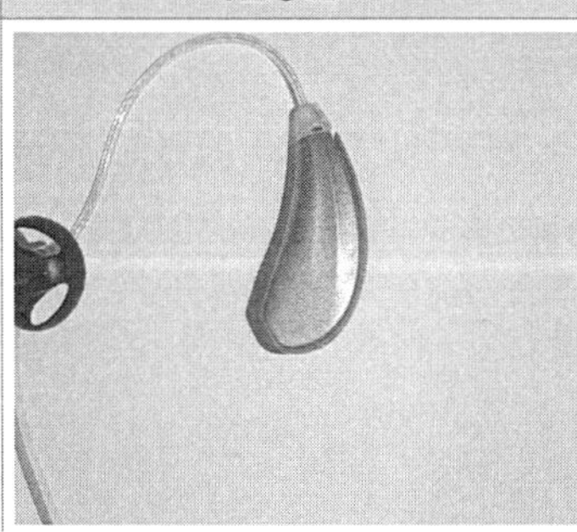
	▪ 배터리 도어부분을 꼭 닫도록 합니다. 만약 전원스위치가 있는 보청기라면 전원스위치가 켜져 있는지 확인합니다.	

<table>
<tr><th>확인사항</th><th>해결방법 전</th><th>해결방법 후</th></tr>
<tr><td rowspan="2">배터리가 완전히
소모되었습니까?</td><td>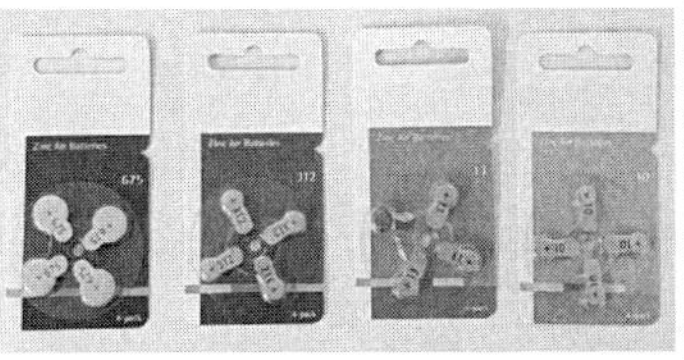</td><td>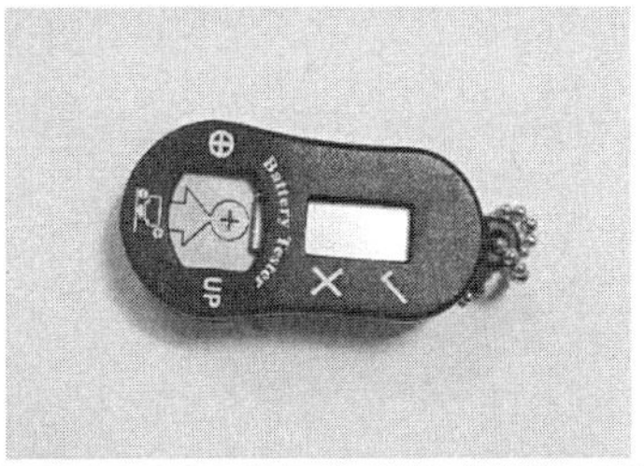
</td></tr>
<tr><td colspan="2">▪ 새 배터리를 넣어봅니다. 만약 배터리체크기가 있다면 배터리의 잔량을 확인합니다.
▪ 배터리의 유효기간이 지났는지 확인해 봅니다. 보청기 배터리는 유효기간이 3-4년 정도 되며 유효기간 내에도 자연적으로 방전될 수 있습니다. 따라서 유효기간이 임박했거나 유효기간이 지났거나 잔량이 적거나 없는 경우에는 새 배터리로 교체합니다.
▪ 최근 보청기 배터리 중 무수은 배터리에 해당하는 경우 스티커를 제거하고 약 30초에서 1분 정도 지난 후에 배터리를 넣도록 합니다.
▪ 최근 많이 보급되는 충전형 보청기의 경우 충전이 완전히 되었는지 확인합니다.</td></tr>
<tr><td rowspan="2">배터리가 올바르게
삽입되었습니까?</td><td>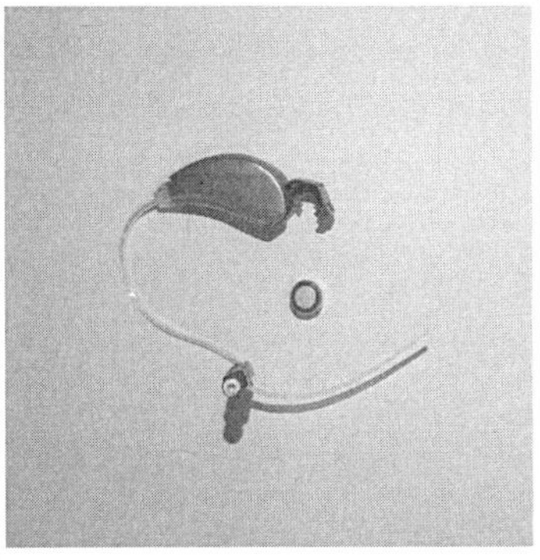</td><td>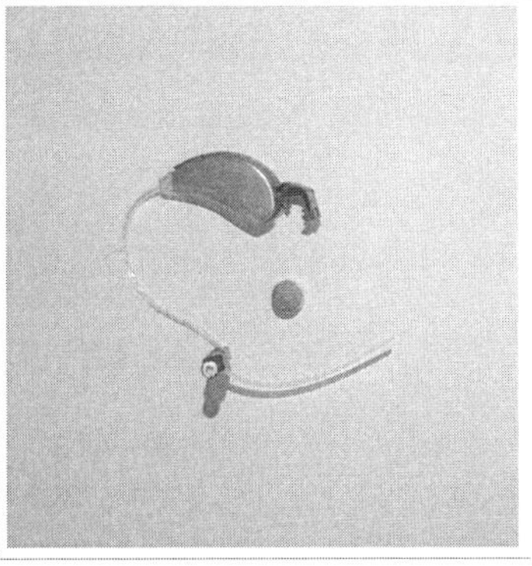</td></tr>
<tr><td colspan="2">▪ 배터리의 +극과 −극이 올바르게 삽입되었는지 확인합니다.
(좌측그림: −극이 윗면, 우측그림: +극이 윗면)</td></tr>
<tr><td rowspan="2">보청기의 스피커 부분이
막혀있지 않습니까?</td><td>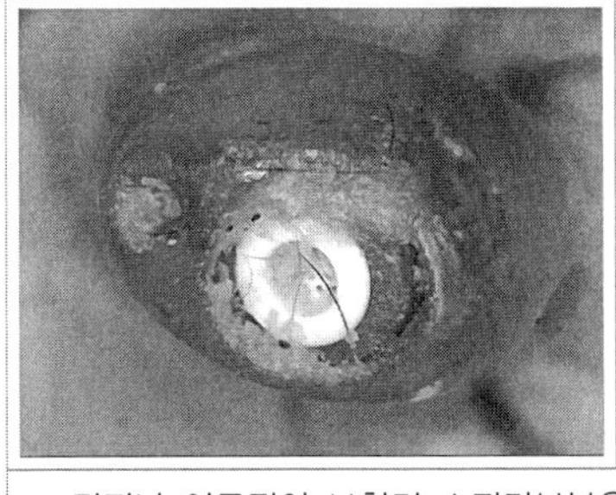</td><td>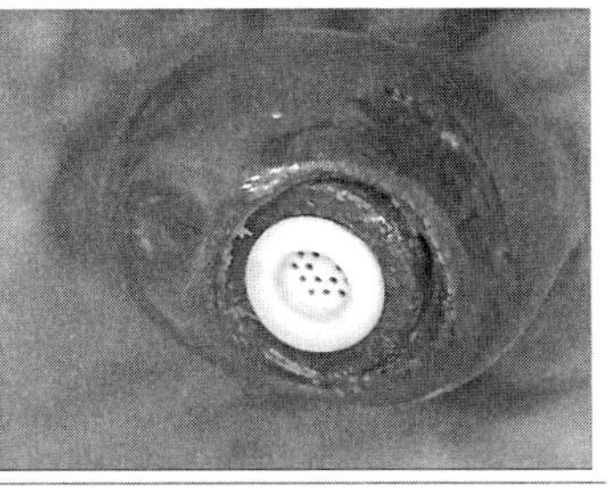</td></tr>
<tr><td colspan="2">▪ 귀지나 이물질이 보청기 스피커부분을 막고 있는지 확인하고 스피커 부분이 막혀있다면 보청기 청소용 솔을 사용하여 청소 후에 착용해봅니다.</td></tr>
</table>

<table>
<tr><th>확인사항</th><th>해결방법 전</th><th>해결방법 후</th></tr>
<tr><td rowspan="2">보청기의 마이크 부분이 막혀있지 않습니까?</td><td>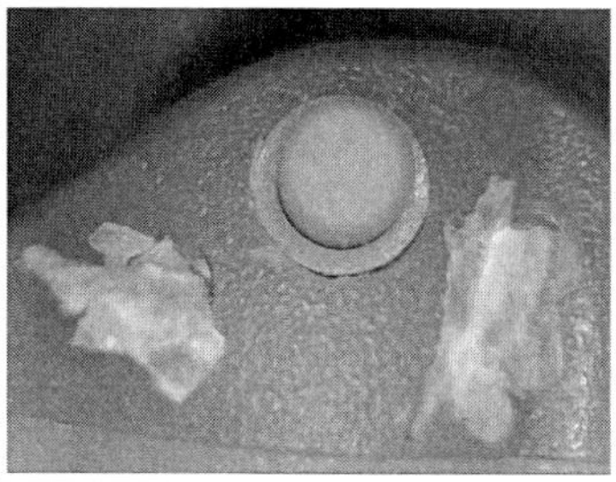</td><td>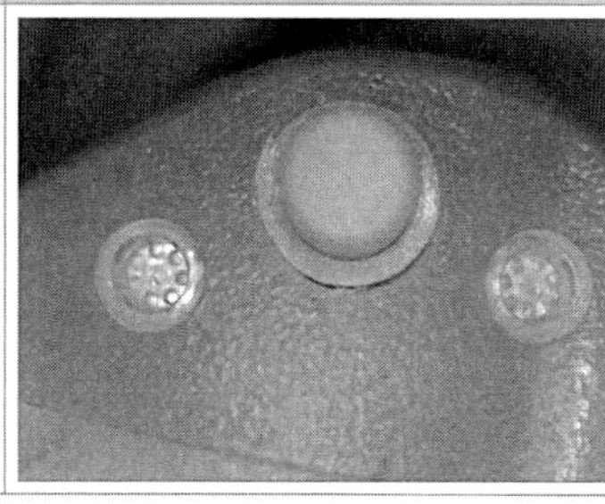</td></tr>
<tr><td colspan="2">▪ 귀지나 이물질이 보청기 마이크 부분을 막고 있는지 확인하고 보청기 청소용 솔을 사용하여 청소 후에 착용해 봅니다.</td></tr>
<tr><td rowspan="2">외부 충격의 흔적이 있습니까?</td><td>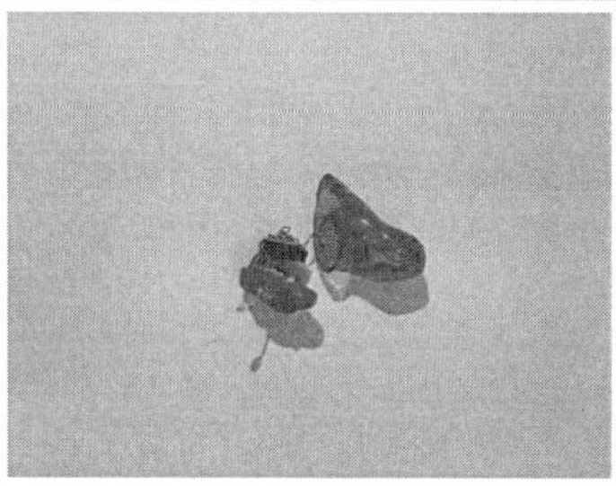</td><td>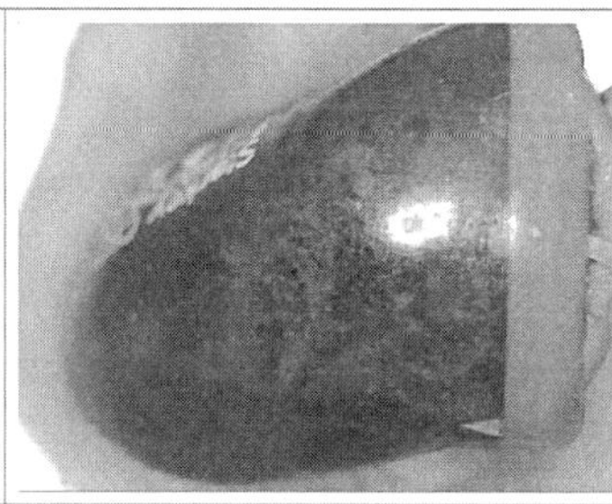</td></tr>
<tr><td colspan="2">▪ 충격으로 인한 파손 혹은 고장이 있는지 확인하고 수리하기 위해 보청기 제조사에 의뢰해야 합니다.</td></tr>
<tr><td rowspan="2">배터리 도어를 꼭 닫으면 작동이 되지 않고 반만 닫으면 작동이 됩니까?</td><td>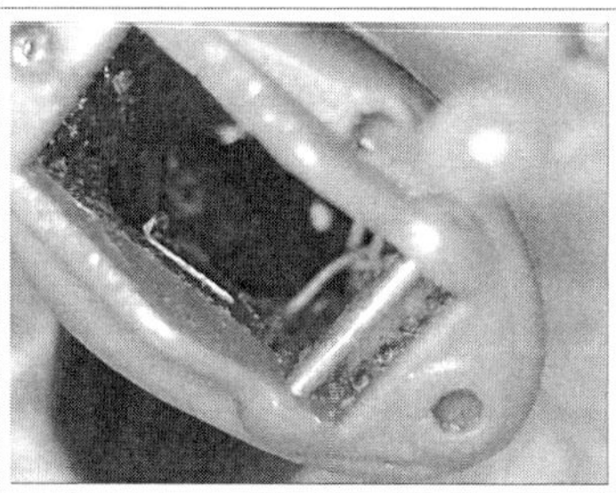</td><td>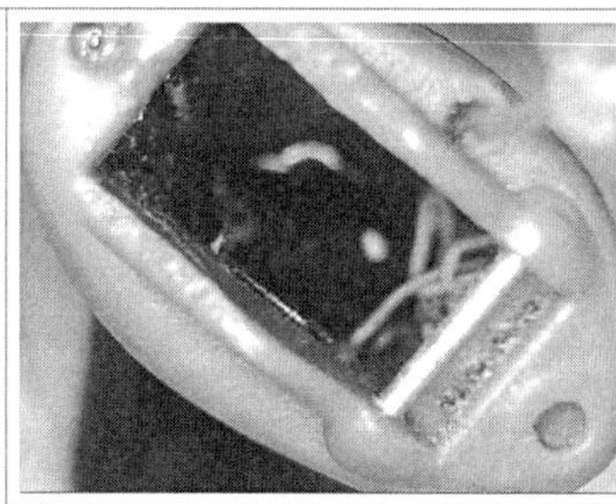</td></tr>
<tr><td colspan="2">▪ 외부 충격 등에 의한 단락현상일 수 있습니다. 고막보청기의 경우, 보청기의 배선이 배터리나 배터리 도어 단자에 닿지 않도록 재정리하고 해결되지 않는다면 제조사에 의뢰해야 합니다.
▪ 최근 출시되는 고막보청기는 모듈형이 많습니다. 이런 경우에는 보청기를 분해해서 정리하는 것보다 제조사에 바로 의뢰하는 것이 좋습니다.</td></tr>
</table>

❷ 증폭이 약하거나 출력이 저하된 경우

확인사항	해결방법 전	해결방법 후
보청기 수화기 부분에 이물질이 덮여 있지 않습니까?	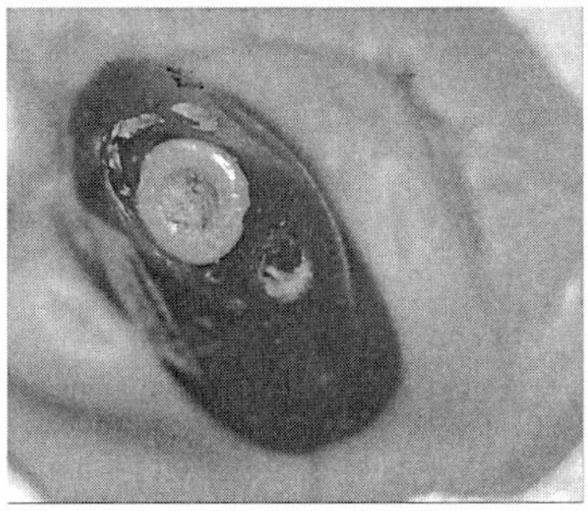	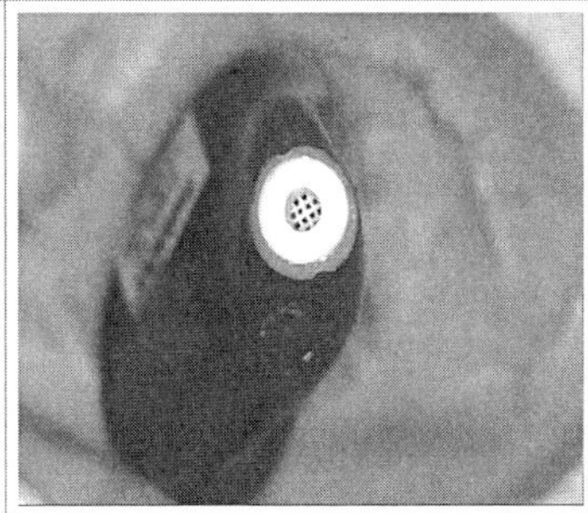
	▪ 보청기 관리 청소도구를 이용해서 이물질을 제거합니다. 보청기 착용 후 겉면에 묻어있는 이물질을 깨끗이 청소하는 습관이 중요합니다.	
성능분석 결과 제조사 권장출력 오차 범위를 벗어나지는 않습니까?	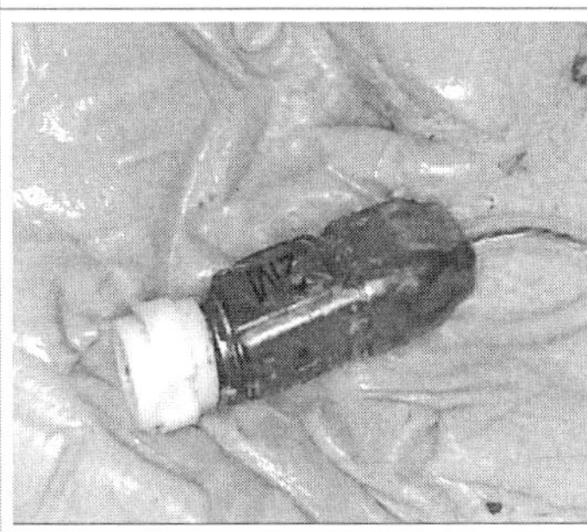	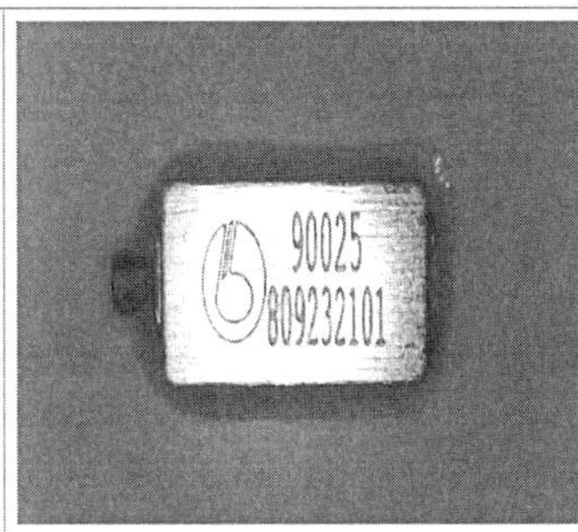
	▪ 보청기를 제작한 해당 제조사에 수화기 교체 A/S를 접수하여 새로운 부품으로 교체합니다.	

❸ 보청기 배터리 전류 소모량 이상 시

확인사항	해결방법 전	해결방법 후
스티커가 떼어진 배터리를 사용하였나요?	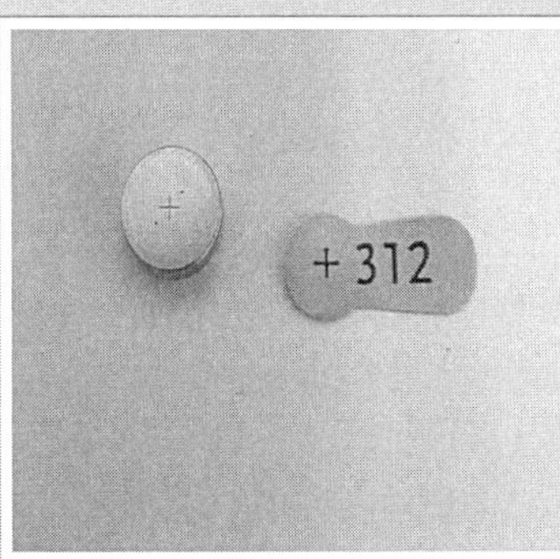	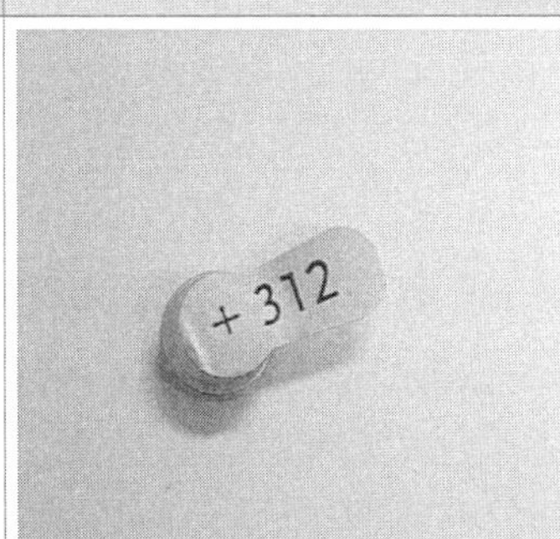
	▪ 스티커가 붙어 있는 보청기 배터리를 사용해주세요. 보청기의 스티커를 떼는 순간 배터리 수명이 줄어들게 됩니다.	

<table>
<tr><th>확인사항</th><th>해결방법 전</th><th>해결방법 후</th></tr>
<tr><td rowspan="2">구입한 지 너무 오래된 배터리를 사용하지 않았나요?</td><td>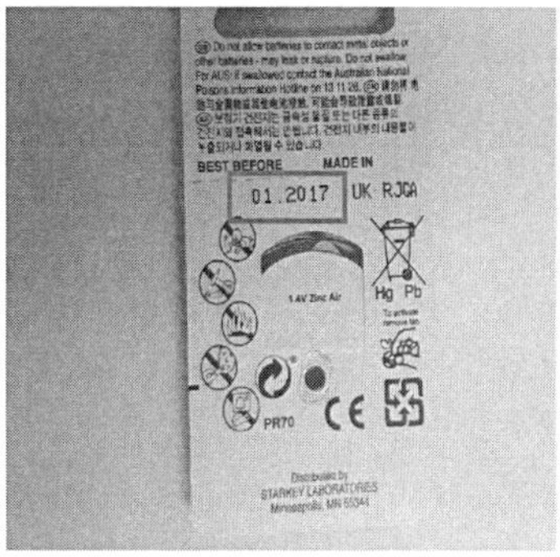
</td><td>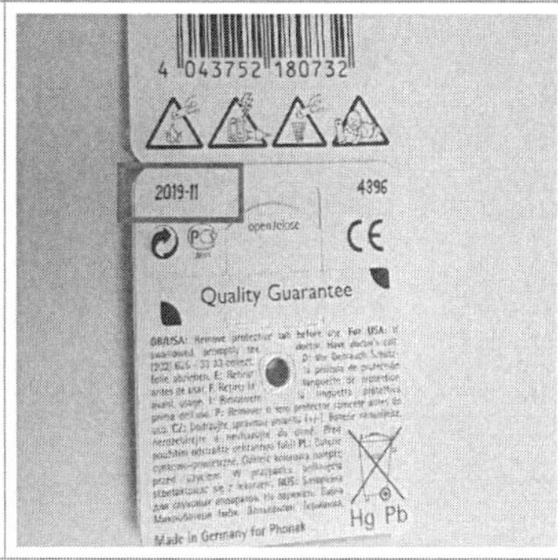
</td></tr>
<tr><td colspan="2">▪ 보통 건전지와 마찬가지로 보청기 배터리도 수명이 있습니다. 너무 많은 배터리를 구입하지 마시고 사용하실 분량의 배터리를 구매하여 사용해 주세요. 보청기 배터리의 유통기한은 보통 보청기 배터리 포장 뒤에 기입되어 있습니다.</td></tr>
<tr><td rowspan="2">보청기 배터리 도어를 닫고 보관하시나요?</td><td>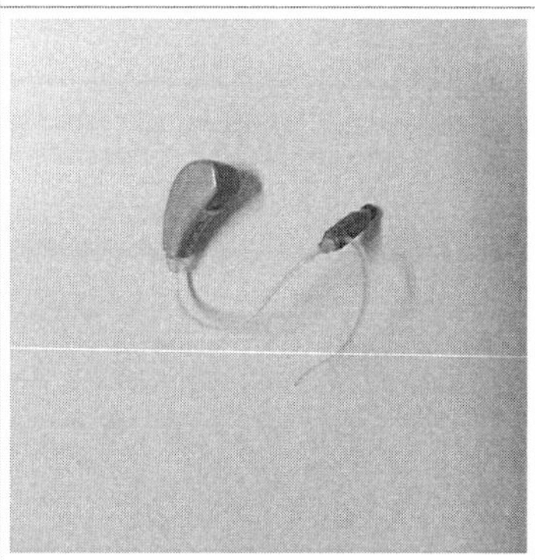</td><td>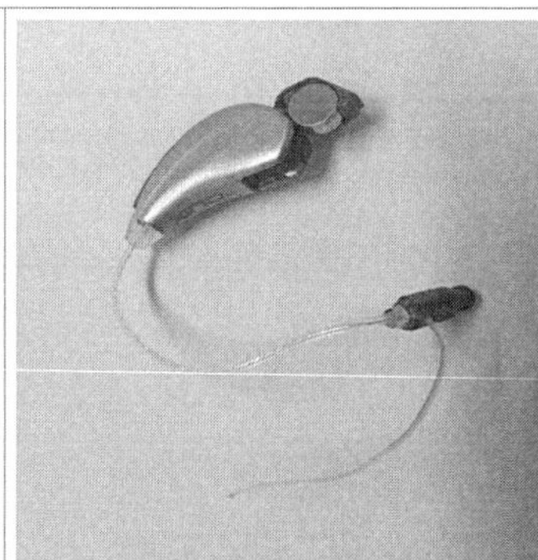</td></tr>
<tr><td colspan="2">▪ 보청기를 사용하지 않으실 때는 보청기 안에 있던 습기가 날아가도록 보청기 배터리 도어를 열어서 보관합니다.</td></tr>
<tr><td rowspan="2">습한 곳에 보청기 배터리를 보관하시지 않으셨나요?</td><td colspan="2">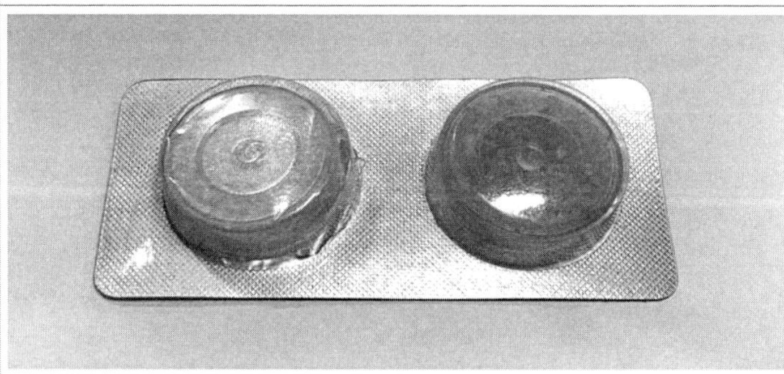</td></tr>
<tr><td colspan="2">▪ 보청기 배터리를 보관하실 때 적정 습도는 50-60%입니다. 너무 습한 곳에 보관하면 보청기 배터리가 자연 방전 될 확률이 높아집니다. 직사광선이 없고 습기가 없는 곳에 보관합니다.</td></tr>
</table>

TIP 보청기 청소 방법

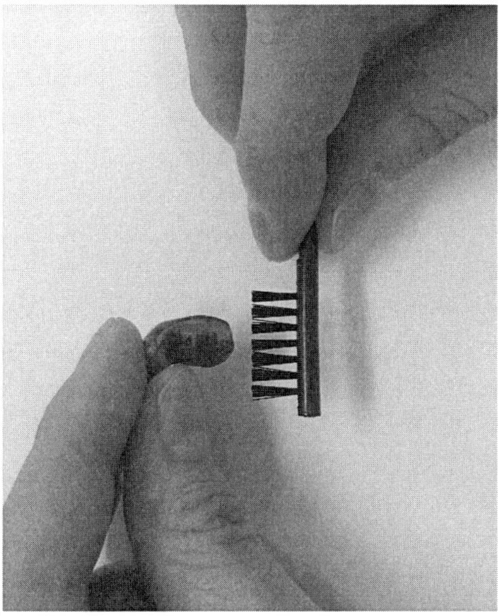

- 청소용 솔로 보청기 수화기 쪽을 청소합니다. 이물질이 있다면 이물질이 제거될 때까지 청소를 실시합니다.

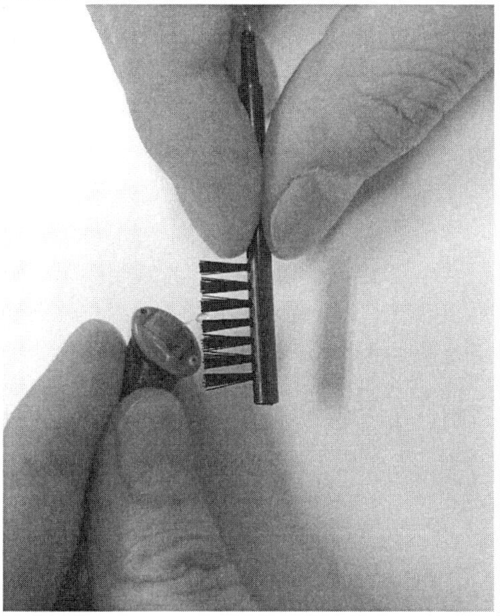

- 청소용 솔로 보청기 송화기 쪽을 청소합니다. 이물질이 있다면 이물질이 제거될 때까지 청소를 실시합니다.

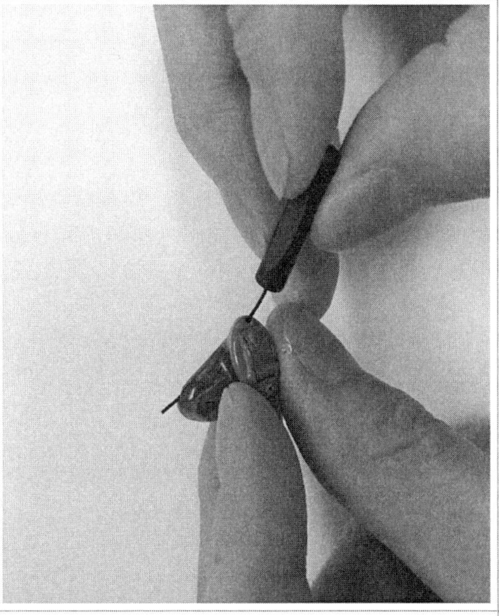

- 청소 와이어(wire)로 보청기 환기구 쪽을 청소합니다. 이물질이 있다면 이물질이 제거될 때까지 청소를 실시합니다.

Authors' Remarks

우리의 일상에서 가장 보편적으로 사용되는 기기들은 휴대폰, 텔레비전, 컴퓨터 등이 있습니다. 휴대폰의 경우, 사용하다 보면 베터리가 소모되는 시간도 줄어들고, 처리 속도가 저하되기도 하고, 화면의 해상도가 떨어지기도 합니다. 컴퓨터의 경우에도 사용하다 보면 처음 출고 상태와 비교하여 여러 가지 성능 저하 및 고장 증상이 나타날 수 있습니다. 보청기도 기계제품이기 때문에 휴대폰, 컴퓨터 등과 마찬가지로 사용에 따른 성능 저하 및 고장이 발생할 수 있습니다. 위에서 언급한 기기들 모두 우리 일상에서 소중하게 사용되는 제품들이지만 보청기는 사용자의 직접적인 의사소통 능력 유지에 매우 중요한 기기이기 때문에 정기적으로 상태를 점검하고 고장 증상을 발견했을 때 신속히 조치를 취하는 과정이 요구됩니다. 보청기 사용자의 경우에는 보청기의 청결을 유지하고 습기를 제거하는 방법 등의 유지를 위한 지식이 필요합니다. 청능사 및 청각전문가의 경우에는 보청기 사용자가 이상 및 고장증상을 인지하고 방문했을 때 정확한 원인을 파악하여 적절한 조치를 취할 수 있는 지식과 기술이 요구됩니다. 정확한 원인 파악과 조치 기술은 보청기 사용자의 만족도를 향상시킬 수 있는 매우 중요한 역량입니다. 따라서 청능사(청각전문가)는 보청기의 유지 및 관리, 고장 시 조치 방법에 대한 지식과 기술을 확보할 수 있도록 노력해야 할 것입니다.

주 제	조& 조장이름	이 름
Trouble shooting care		

**수업목표: 간단한 보청기 Trouble shooting확인 및 처리의 습득

1. 만약 보청기의 증폭이 매우 약하거나 작동이 되지 않는다면?
   - Volume control 확인
   - 베터리 check
   - 보청기의 전원 확인
   - 튜브 또는 리시버등에 Wax등의 이물질이 있는 지(있다면 청소 실시)
   - Vent나 보청기 외형의 파손여부 확인

2. 만약 보청기의 소리가 왜곡 되거나 비정상적인 소리를 포함한다면?
   - 습기 확인
   - 튜브 등에 구멍이나 파손이 있는지 확인
   - 베터리 확인
   - 코일, 튜브등에 문제가 있으면 교체하기

   - 실습 1:
   - 실습 2:
   - 실습 3:

** 주의할 점 및 배운점

:

찾아보기 (영문)

F

G

H

I

L

M

N

O

V

W

Z

찾아보기 (국문)

프 로 필

진 인 기

최종학력 콜로라도대학교 볼더캠퍼스 청각학 박사

주요경력
- 한림대학교 언어청각학부 조교수 (현)
- 국제표준화기구 ISO 보청기적합국제표준안 개발 팀장 (현)
- 한국청각언어재활학회 교육위원회 부위원장 (현)
- 한국청능사협회 총무이사 (현)
- 청능사자격검정원 전문청능사 정회원 (현)
- 청능사자격검정원 총무이사 (2016년 - 2018년)
- AURIS medical 국제돌발성난청연구 자문위원 (2016년 - 2017년)
- 코이카 베트남 언어 청각 전문 인력 양성 및 역량 강화 사업 청각분과 파견 강사 (2016년 - 2017년)

주요 논문 및 저서
- 청각학개론 2판, 학지사, 2017 (공동)
- Reliability and Validity of a Korean Version of the Tinnitus Primary Function Questionnaire, American Journal of Audiology, 2019 (교신)
- Author's Rebuttal to Smits et al. (2017), "Comment on 'Sensitivity of the Speech Intelligibility Index to the Assumed Dynamic Range' by Jin et al. (2017)", Journal of Speech Language and Hearing Research, 2018 (교신)
- Sensitivity of the Speech Intelligibility Index to the Assumed Dynamic Range, Journal of Speech Language and Hearing Research, 2017 (교신)
- Does Language Matter When Using a Graphical Method for Calculating the Speech Intelligibility Index?, Journal of American Academy of Audiology, 2017 (교신)
- Derivations of the band-importance function: A cross-procedure comparison, Journal of Acoustical Society of America, 2015 (교신)

김 태 화

학 력 한림대학교 일반대학원 언어병리청각학과 박사 과정

주요 경력
- 부산 한미보청기난청센터 부원장 (현)
- 한국언어재활사협회 언어재활사 정회원 (현)
- 청능사자격검정원 청능사 정회원 (현)
- 부산가톨릭대학교 '보청기 평가' 과목 강의 (2018년)

주요 논문
- Development of Korean Version of Profile of Hearing Aid Benefit, Audiology and Speech Research, 2016 (주)

송 현 욱

학　　력 한림대학교 일반대학원 언어병리청각학과 석사 과정

주요 자격

- 청능사자격검정원 청능사 정회원 (현)
- 한림대학교 청성유발전위평가실습 합동강좌 (2018년)
- 한국청각언어재활학회 제21차 학술대회 구연발표부문 수상 (2018년)

주요 논문 및 저서

- Understanding a New Method as Powerful Prevention of Noise-Induced Hearing Loss: Kurtosis Metric, Audiology and Speech Research, 2018 (공동)
- Types of Hearing Protection Devices and Application, Korean Journal of Otorhinolaryngology-Head and Neck Surgery, 2019 (주)

심 상 익

학　　력 한림대학교 일반대학원 언어병리청각학과 박사 과정

주요 경력

- 남부대학교 언어치료청각학과 외래교수 (현)
- 청능사자격검정원 청능사 정회원 (현)
- 벨톤히어링코리아 대표이사 (2006년 - 2016년)

주요 논문 및 저서

- 귀가 막히는 귀이야기, 교보퍼플, 2016.
- The Review of Hearing Aid Satisfaction and Market Trends in the USA Based on MarkeTrak. Audiology and Speech Research, 2019 (주)
- Directional Microphone Effects on Speech Intelligibility. Audiology and Speech Research, 2005 (주)

오 홍 엽

학　　력 한림대학교 일반대학원 언어병리청각학과 석사 과정

주요 경력

- 청능사자격검정원 청능사 정회원 (현)
- Certificate of Completion: University of Hawai`i at Manoa, John A. Burns School of Medicine (2019년)

주요 논문

- A Comparison of Band-Importance Function and Transfer Function Using Clear Speech and Conversational Speech, 2019 (주)
- Comparisons of the Korean Band-importance and Absolute Transfer Functions according to Speakers`Gender, Audiology and Speech Research, 2018 (공동)
- Comparison of Dynamic Range of Clear Speech and Conversational Speech in Korean, Audiology and Speech Research, 2018 (공동)
- Analytical Review of Tinnitus Questionnaires: Characteristics and Understanding, Audiology and Speech Research, 2018 (공동)
- Effect of Tinnitus Rehabilitation for Elderly Patients through a Visiting Service, Audiology and Speech Research, 2018 (공동)

유 제 은

학 력 한림대학교 일반대학원 언어병리청각학과 석사 과정

주요 경력

- 한림대학교 언어청각센터 재활치료사 (현)
- 청능사자격검정원 청능사 정회원 (현)
- 한국청각언어재활학회 제21차 학술대회 편집위원 (2018년)
- 한국청각언어재활학회 2019 청각학세미나 편집위원 (2019년)

주요 논문

- Comparison of Speech Rate and Long-Term Average Speech Spectrum between Korean Clear Speech and Conversational Speech. Journal of Audiology & Otology, 2019 (주)
- Methods and Application of Sound Therapy for Tinnitus Rehabilitation. Audiology and Speech research, 2019 (공동)
- Tinnitus rehabilitation effect for partial masking using natural sounds. Audiology and Speech research, 2019 (공동)

이 장 원

학 력 한림대학교 일반대학원 언어병리청각학과 박사 과정

주요 경력

- 장원보청기 청각재활센터 대표원장 (현)
- 청능사자격검정원 청능사 정회원 (현)
- 대구보건대학교 언어치료학과 외래교수 (전)

주요 논문

- Types of Hearing Protection Devices and Application. Korean Journal of Otorhinolaryngology-Head and Neck Surgery, 2019 (공동)
- Understanding a New Method as Powerful Prevention of Noise-Induced Hearing Loss: Kurtosis Metric. Audiology and Speech Research, 2018 (공동)
- Analytical Review of Tinnitus Questionnaires: Characteristics and Understanding. Audiology and Speech Research, 2017 (공동)
- The efficacy of 8-week auditory training on speech-in-noise recognition and subjective satisfaction of hearing aids, 2016 (주)
- A preliminary evaluation of multiple-choice sentences developed for auditory training. Audiology and Speech Research, 2016 (주)

보청기 실제

초판발행 2019년 8월 20일

지은이 진인기 · 김태화 · 송현욱 · 심상익 · 오홍엽 · 유제은 · 이장원
펴낸이 오판근
펴낸곳 (주) 교우
주　소 서울시 동대문구 약령시로 8 교우빌딩 2층 (주)교우
전　화 02-925-2861 / **팩　스** 02-925-2860, **편집부** 02-925-2825
홈페이지&북스토어 www.kyowoo.co.kr / 이메일 kyowoo@kyowoo.co.kr

등　록 1994년 3월 24일 제1994-000013호
ISBN 979-11-251-0297-7 (93510)

Published by Kyowoo Co., Ltd. Printed in Korea

(주) 교우는 보다 혁신적이고 참신한 도서를 다양하게 기획하고 있습니다.
책으로 펴내고자 하는 아이디어나 원고는 메일로 보내주세요.
(주) 교우는 전과정을 책임지고 최선을 다하겠습니다.

값 12,000원

교우미디어는 (주) 교우의 Imprint 사입니다.
수학정원·과학정원은 (주) 교우의 새로운 브랜드명입니다.

잘못된 책은 구입하신 서점에서 교환해 드립니다.